채식은 어렵지만, 채소 습관

나를 돌보는 쉽고 건강한 규칙

채식은 어렵지만, 채소 습관

채소 소믈리에 홍성란 지음

채식은 어렵지만

좋아하는 음식을 먹는 행복, 포기하기는 어렵지요.
큰맘 먹고 식단을 바꾼다 해도
평생 유지하는 건 훨씬 더 어렵고요.

이제, 그렇게 무리하지 마세요.

채소 습관은 쉬워요

먹던 식단 그대로, 채소를 조금 더 먹는 것만으로도
우리는 충분히 건강하고 예뻐질 수 있거든요.

일상을 크게 바꾸지 않고 내 삶에 약간의 채소를 더하는 일,
지금부터 '채소 습관'을 시작해볼까요?

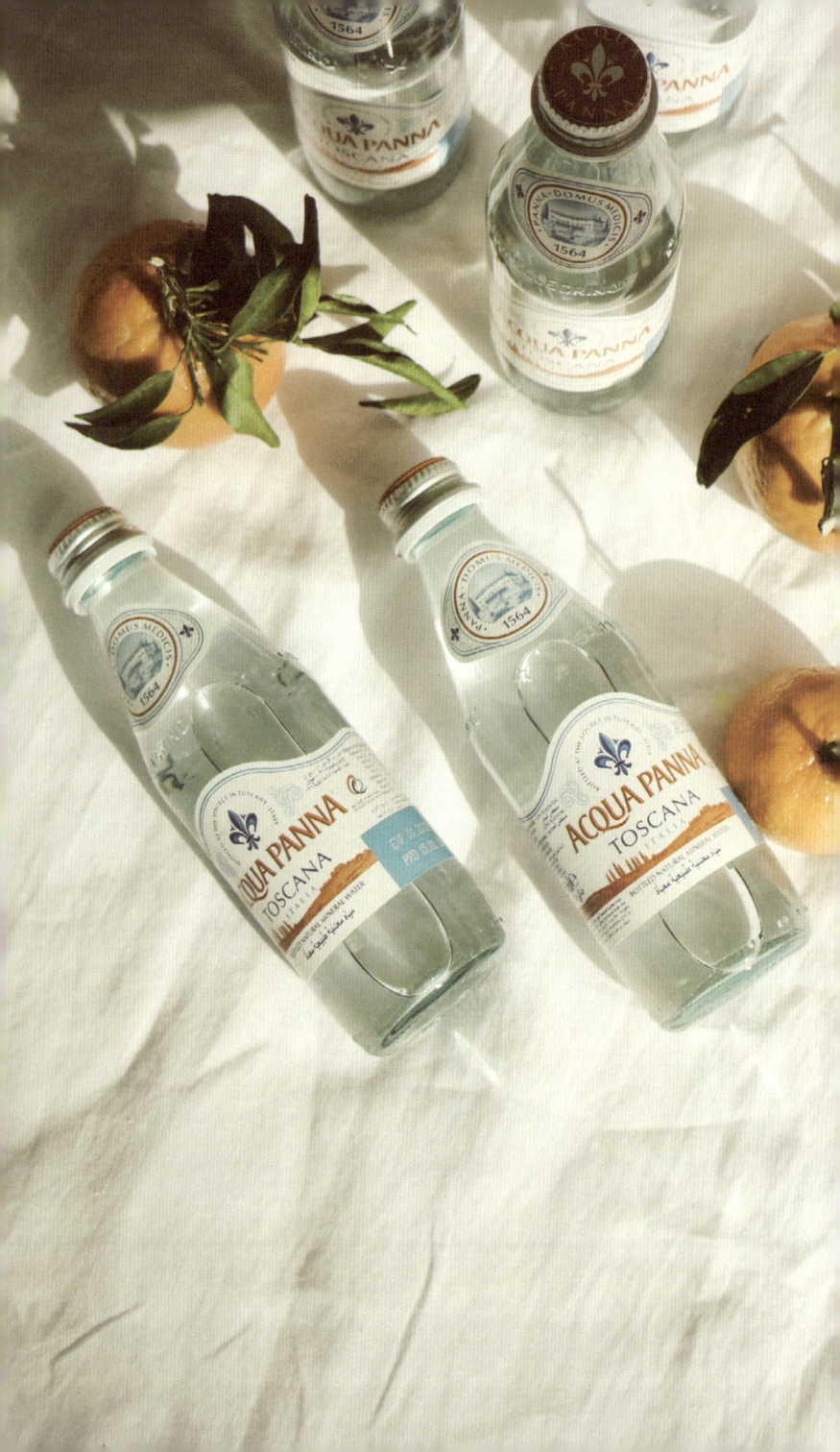

**안녕하세요.
채소 소믈리에 홍성란입니다.**

'채소 소믈리에'라고 저를 소개할 때마다
가장 많이 듣는 말은 "채식주의자세요?"예요.
채소와 과일의 가치와 활용법을 알리는 일을 하지만
그렇다고 제가 채식주의자는 아니에요.

오히려 예전의 저는 채식은커녕 '고염식'을 하는 사람이었어요.
짭짤한 치킨에 또 한 번 소금을 찍어 먹었고,
하루에 두 끼나 라면을 먹을 정도로 인스턴트 음식을 좋아했어요.
(심지어 라면은 레시피보다 물을 적게 해서 끓여 먹었답니다.)
365일 새로운 다이어트에 도전하곤 했지만
그런 식습관을 버리지 못하니 체중이 줄지도 않고
붓기가 빠지지 않아서 늘 몸이 무거운 느낌이었어요.

그러다 누군가 절 찍어준 사진을 보고 큰 충격을 받았어요.
거울을 볼 때는 몰랐는데 남이 찍어준 사진을 보니
'내가 이 정도로 퉁퉁 부어 있나?' 하는 생각이 들더라고요.
건강한 삶을 위해서 이대로는 안 되겠다 싶었어요.

사실 고등학교 이후로 원푸드 다이어트, 덴마크 다이어트,
누구 연예인이 했다는 다이어트… 안 해본 다이어트가 없었거든요.
그 경험을 통해 식단을 급격히 바꾸거나
꾸준히 실천하지 못하면 아무리 다이어트를 해도
원래대로 돌아간다는 사실을 알고 있었습니다.

길게 봐도 변하지 않고 실천할 수 있는,
스트레스 받지 않는 건강한 식습관.
여러 시도 끝에 가장 쉽고 효과적인 방법을 찾았습니다.
바로 채소를 많이 먹는 것.

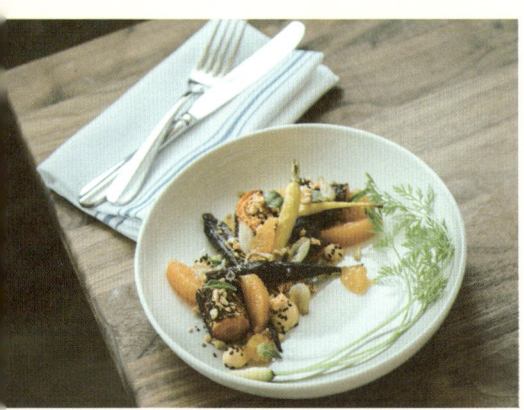

저는 먹고 싶은 걸 먹고 싶은 만큼 다 먹어요.
필요할 땐 외식도 하고 술도 마셔요.
하지만 뭔가 먹을 때마다 채소도 많이 먹습니다.

평범한 일상에 '약간의 채소를 더하는 일'을 한 거예요.

단지 그렇게 한 것뿐인데 무기력함과 피곤함이 사라졌고,
입맛이 저절로 건강하게 바뀌었어요.
(믿기 힘들겠지만 딱 일주일만 해보세요. 제 말에 공감하게 되실 거예요.)

제가 지금까지 시행착오를 겪으면서 알게 된
'일상 속에서 채소 챙겨 먹는 노하우'와
'채소 쉽게 많이 먹는 레시피'들을 이 책에 담았습니다.
예전의 저처럼 '뭔가 변화가 필요하다'고 생각하고 계신 분들에게
부디 '작지만 소중한 계기'가 되었으면 해요.

contents

PART 1. 느슨한 채식 라이프

- 16 **느슨한 채식: 뭔가 변화가 필요한가요?**
- 18 그래서, 채소 습관
- 19 당신에게 채소가 필요한 이유: 나트륨 빼주는 칼륨
- 20 채소 효과: 3주 후 당신에게 일어날 일들
- 21 채소에 대한 편견

PART 2. 시작, 입맛 바꾸는 첫 일주일

- 28 **물: 매일 마시던 것, 물 습관을 살짝 바꿔보자**
- 30 하루에 물 1.5리터 채워서 마시는 법
- 31 아무 물이나 마시지 마세요

- 33 채소 미네랄워터를 소개합니다
- 34 Plus note 채소 미네랄워터, 만들기 전에 알아두세요
- 36 Recipe 비타민C의 활력이 필요할 때, 오이+오렌지+레몬 워터
- 38 Recipe 몸속의 피로를 해독해주는, 미나리+사과+레몬 워터
- 40 Recipe 요즘 속이 편치 않다면, 적양배추+키위+레몬 워터
- 42 Recipe 채소로 칼슘도 섭취할 수 있어요, 파프리카+케일+자몽 워터
- 44 Recipe 노화 방지에 탁월해요, 토마토+양상추+귤 워터
- 46 Recipe 몸이 따뜻해야 건강하죠, 생강+깻잎+파인애플 워터
- 48 Recipe 아침에 가벼워지고 싶다면 식이섬유를, 셀러리+사과+레몬 워터
- 50 Recipe 기관지와 소화기를 튼튼하게, 무+부추+자몽 워터
- 52 Recipe 평소에 잘 붓는 체질이라면, 단호박+상추+방울토마토 워터
- 54 Recipe 철분으로 빈혈을 예방해요, 당근+피망+오렌지 워터

- 56 **아침: 눈 떠서 맨 처음 먹는 것, 아침 습관을 살짝 바꿔보자**
- 58 딱 하나만 고르라면 바나나예요
- 59 아침엔 바쁘니까, 주스 어떨까요?
- 60 Plus note 아침 건강 주스, 만들기 전에 알아두세요

62	Recipe 한 잔으로 에너지 충전, 파프리카+토마토+사과 주스
64	Recipe 장 운동을 활발하게, 양배추+당근+오렌지 주스
66	Recipe 다이어터를 위한 든든한 한 끼, 찐 고구마+우유+계피 셰이크
68	Recipe 장과 기관지 건강을 챙기는, 양상추+배+요거트 셰이크
71	따끈하게 하루를 시작하고 싶다면, 수프
72	Recipe 저칼로리 보양식, 브로콜리 수프
74	Recipe 고소하고 부드러운 맛, 감자 수프
77	힘내고 싶을 때 채소 덮밥 어때요?
78	Recipe 밥만 퍼서 얹어 먹는, 깻잎 연두부 덮밥
80	Recipe 몽글몽글 에그 스크램블이 밥 위에, 부추 달걀 덮밥
82	Recipe 입맛 도는 향이 솔솔, 가지 고추 덮밥
84	**마트: 자주 가는 곳, 마트 습관을 살짝 바꿔보자**
86	마트에서 갈 곳은 세 군데뿐
87	너는 이름이 뭐니?
88	새로운 걸 사보는 기쁨: 낯설어서 안 샀던 마트 채소 5
92	여자에게 좋은 5가지 채소

PART 3.	**반찬으로 먹어서 어느 세월에! 채소 쉽게 많이 먹는 법**
102	**갈아서: 다 넣고 갈기만 하면 만들어지는 한 끼**
104	Recipe 별로였던 채소 쉽게 먹기, 당근 카레
106	Recipe 따뜻하고 건강한 한 그릇, 토마토 수프
108	Recipe 5분 안에 만드는 고소한 밥, 두부장 덮밥
110	Plus note 착즙기 vs. 블렌더, 뭘 사야 할까요?
111	갈아 마시면 맛있는 의외의 채소
112	Recipe 쌈 채소도 갈아 마실 수 있어요, 쌈 채소 그린 주스
114	Recipe 깨끗하고 어린 혈관을 위한, 우엉 셰이크

116   Recipe 염증을 가라앉히는, 쑥갓 주스
118   Recipe 노폐물을 밖으로 빼내는, 피망 주스

120 구워서: 햄처럼 구워 먹는 채소

122   Recipe 가지의 새로운 발견, 구운 가지
124   Recipe 고소한 감자 맛이 나는, 구운 마
126   Recipe 담백하고 고급스러운 맛, 구운 연근
128   Recipe 고기에 잘 어울리는, 구운 애호박
130   Recipe 영양소 폭탄, 구운 마늘종

132   기름 덜 쓰고 맛있게 굽는 노하우

133   곁들이면 근사한 소스
134   Recipe 마요네즈 대신, 요거트 치즈 소스
136   Recipe 입에 착착 감기는 맛, 깨 소스
138   Recipe 상큼함이 팡팡, 유자청 소스

140 다져서: 나도 모르게 하루치 채소 섭취하기

142   Recipe 버섯 한 봉지를 몽땅, 팽이버섯 스테이크
144   Recipe 자투리 채소 활용하기 좋은, 채소 프리타타
146   Recipe 커다란 양배추 다 쓰기 좋은, 마 양배추 전

149   소금 안 쓰고 간 맞추는 법

150 통째로 전부: 남김없이 몽땅 먹어버리자고요

152   케일 한 봉지
153   파프리카 한 봉지
154   애호박 한 개
155   양파 한 개
156   토마토 한 봉지
157   오이 한 개
158   양상추 한 통
159   브로콜리 한 개

PART 4. 몸에 붙이면 좋은 일상 속 채소 습관

166 **외식: 피하지 말고, 습관을 바꿔보세요**
168 외식할 때 나를 지켜주는 작은 습관들

170 **술: 마셔도 찌지 않는 비결을 알려드릴게요**
172 채소의 영양소가 우러난 술

173 혼술할 때 좋은 채소 안주 레시피
174 Recipe 촉촉하고 달달한, 시금치 에그 스크램블
176 Recipe 소고기처럼 구워 먹는, 닭가슴살 가지 구이
178 Recipe 고급스러운 맛, 새우 아스파라거스 볶음
180 Recipe 고소하고 상큼한, 생 밤 방울토마토 꿀범벅

183 해장은 어떻게 하세요?
184 Recipe 간 해독에 좋은, 부추+사과 주스
186 Recipe 갈증을 해소해주는, 시금치+배 주스
188 Recipe 지친 몸에 에너지를, 미나리+오렌지 주스

190 **양념과 소스: 나트륨 덩어리를 삼키고 있진 않나요?**
193 더 건강한데, 더 맛있기까지!

196 **군것질: 세상엔 이로운 군것질도 있어요**
199 좋은 군것질 습관 몇 가지를 소개할게요

200 Recipe 단백질로 무장한, 삶은 검은콩
202 Recipe 바사삭 바사삭, 말린 채소
204 Recipe 몸이 따뜻해지는, 채소 차

부록

210 **채소 보관법: 냉동과 프렙**
214 **세척, 손질, 보관법 찾아보기**

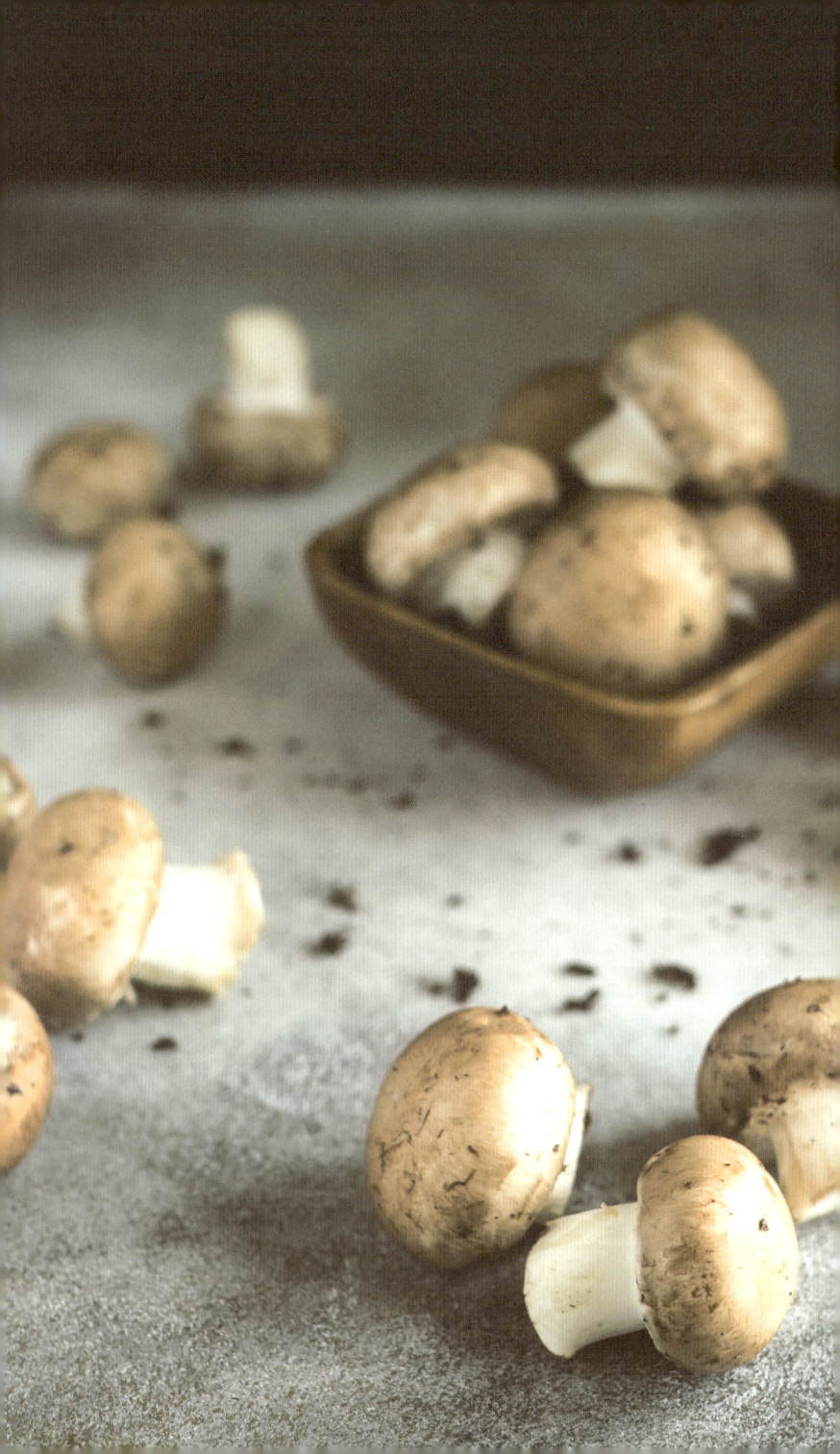

PART 1.

느슨한 채식 라이프

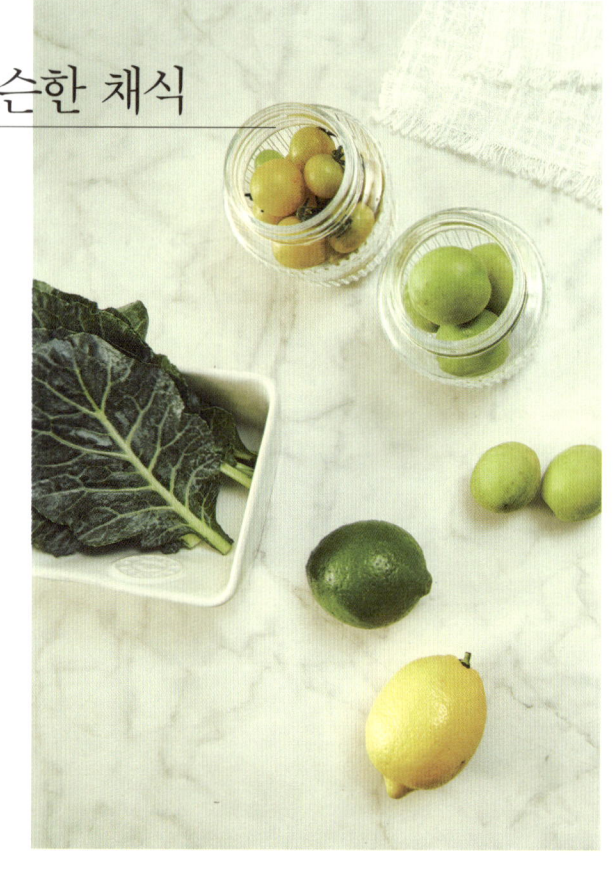

느슨한 채식

뭔가 변화가 필요한가요?

식생활에 변화가 필요하다는 건 알지만 바쁘고 시간이 없어서, 요리를 잘 못한다는 이유로 시작을 미루고만 있나요? 너무 많이 애쓰지 않아도 건강한 식습관을 가질 수 있습니다. 오히려 너무 애쓰지 않기 때문에 스트레스 받지 않고 꾸준히 실천해나갈 수 있어요. 평소와 똑같이 먹고, 대신 야채를 조금 더하는 정도의 노력만 시작해보기로 해요. 여유롭고 느슨하게, 내가 감당할 수 있을 정도의 채식을 해보는 거에요.

그래서, 채소 습관

'채소 습관'이란 말에는 일상 속에서 자연스럽게 채소를 먹는 습관을 키워보자는 의미가 담겨 있어요. 습관은 의식하지 않아도 자연스럽게 반복하게 되는 행동을 말하잖아요. 채소도 그렇게 자연스럽게 많이 먹을 수 있다면 얼마나 좋을까요? 그럴 수만 있다면 스트레스 받지 않고 평생 건강하고 예쁘게 나를 가꿀 수 있을 테니까요. 부담스럽지 않고 간편하게 많은 양의 채소를, 맛있게 먹을 수 있는 방법. 오늘부터 채소 습관을 키워보세요.

당신에게 채소가 필요한 이유: 나트륨 빼주는 칼륨

채소에는 비타민, 단백질, 칼슘, 식이섬유 등 다양한 영양소가 풍부하게 들어 있어요. 제가 일하며 살아가는 도시인들에게 채소를 추천하는 이유는 그중에서도 '칼륨'이라는 영양소 때문인데요. 칼륨은 우리 몸속에 있는 나트륨을 빼내는 역할을 한답니다. 저염식을 하는 것보다 채소를 먹는 것이 훨씬 쉬워요. 똑같은 식단일지라도 채소를 약간만 더 많이 먹으면 몸속의 염분과 노폐물이 배출되니까, 결론적으로 건강한 식사를 하게 되는 거에요.

채소 효과: 3주 후 당신에게 일어날 일들

피부 좋아졌단 얘기를 많이 듣게 돼요.
채소를 많이 먹으면 가장 빠르게 변화하는 건 피부인 것 같아요. 칙칙했던 얼굴색이 밝아지고, 붉게 올라왔던 뾰루지도 가라앉게 된답니다.

몸이 슬림해져요.
체중이 당연히 줄게 되고요. 체중에 변화가 없더라도 주변으로부터 예뻐졌다는 얘기를 많이 듣게 될 거예요. 살이라고만 알았는데 사실은 붓기가 빠지지 않은 경우도 많거든요. 특히 턱선, 어깨선이 예쁘고 매끄럽게 변하는 걸 눈으로 확인할 수 있을 거예요.

아침에 몸이 가벼워져요.
어깨에 돌덩이가 앉은 것처럼 몸이 무겁고 매일 아침 피곤한 느낌이 사라지게 돼요. 머리와 눈이 맑은 느낌이어서 좋은 컨디션으로 하루를 시작할 수 있습니다. 의욕이 솟으니 일에도 좋은 영향을 끼치고요. '이렇게 매일 피곤하면 만성피로 아닐까?'라고 생각하는 분들이라면 채소 습관에 꼭 도전하고 변화를 느껴보세요.

스스로를 돌보는 기분이 좋아요.
채소를 챙겨 먹는다는 것은 내가 먹는 것을 살피고 분별한다는 말과 같아요. 나를 아끼고 돌봄으로써 얻을 수 있는 기쁨을 느껴보세요.

채소에 대한 편견

사실 우리가 채소를 멀리하는 이유에는 적잖은 오해와 편견이 숨어 있어요. 하나씩 짚으며 생각을 조금만 달리해보기로 해요. 건강한 '채소 습관'은 바로 그 지점에서부터 시작되는 거니까요.

"비싸요."
아보카도, 퀴노아, 바질….
방송이나 잡지에 자주 나오는 낯선 재료는 사실 비싸서 부담스럽죠.
하지만 애호박, 쌈 채소, 팽이버섯, 봉지에 천 원 하는 채소,
저렴하고 어디서나 쉽게 구할 수 있는 채소들만으로도
얼마든지 신선하고 건강한 '채소 습관'을 누릴 수 있습니다.
(책에서도 그런 채소들을 집중적으로 다뤘어요.)

"샐러드나 나물로만 먹자니 부담스러워요."
채소를 맛있게 먹는 법은 생각보다 무척 많습니다.
갈아서 카레나 덮밥 소스로(102쪽), 햄처럼 구워서(120쪽),
스테이크나 밥에 다져 넣어서(140쪽)….
다양한 방법으로 먹는 법을 소개해드릴게요.
(요리가 서툰 자취생도 할 수 있는 초간단 요리들이에요.)

"손질이 귀찮고, 보관도 어려워요."
나중에 손질하려고 방치하면 100퍼센트 물러요.
사온 날 바로 남김없이 다 먹거나(150쪽),
주말에 사서 소분한 다음 평일에 조금씩 꺼내 드세요.
채소별 손질법과 보관법(214쪽)은 물론, 한 끼에 많은 양의 채소를
부담 없이 먹을 수 있는 방법도 알려드릴게요.

"맛이 없어요."
물컹한 식감이나 풋내 때문에 채소를 꺼리는 분이 많죠.
이 책에서 저는 편식하는 어린이도
거부감 없이 먹을 수 있는 레시피만 소개하려고 노력했어요.
예를 들어 가지는 구우면 물컹한 식감이 사라지고
피망이나 오이의 풋내는 과즙이 달콤한 오렌지나 자몽으로 잡아주면
맛있게 즐길 수 있답니다.

> "나를 위한 채소 습관,
> 시작해볼까요?"

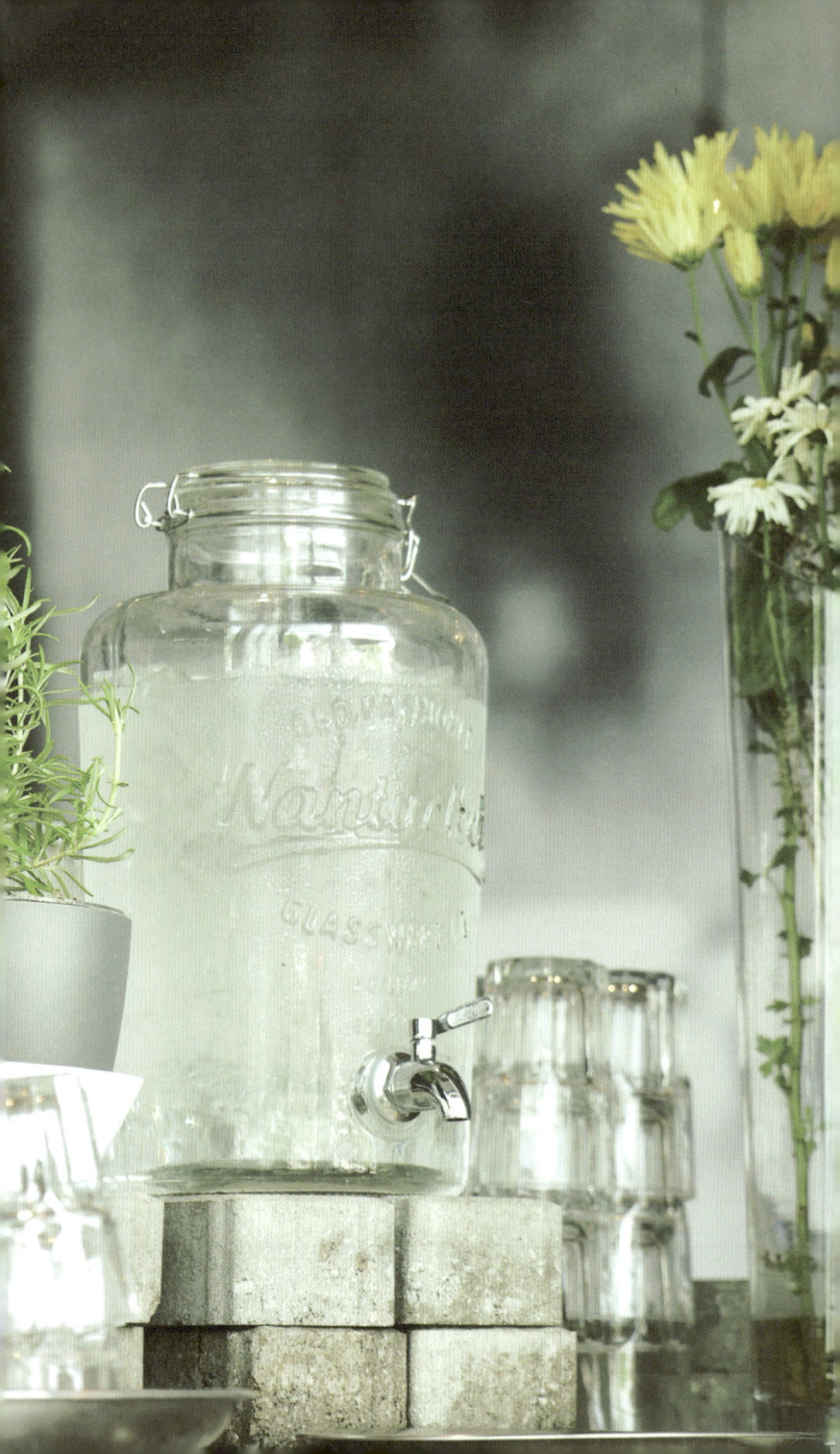

PART 2.

시작, 입맛 바꾸는 첫 일주일

매일 먹던 것, 매일 가던 곳부터 바꿔볼까?

뭐든지 급하면 탈이 납니다.
내일부터 당장 채소만 먹어야
살도 빠지고 효과가 있을 것 같은
마음속 조급함을 버리세요.
우리의 목표는
사흘, 한 달 하고 끝내는 것이 아니라
'평생 실천할 수 있는 채소 습관'을 몸에 익히는 것이니까요.
('평생'이라는 말이 붙어서 어쩐지 끔찍한가요?
걱정 마세요. 귀찮거나 하기 어려운 것은 하나도 담지 않았습니다.)

몸이 놀라지 않도록,
가장 부담 없고 쉬운 습관부터
첫 일주일 동안 도전해보기로 해요.
그런데 왜 일주일이냐고요?
내 입맛에 맞춰진 몸속 세포들이
새로 틀을 잡는 데 그만큼이 걸린다고 하네요.

우리가 가장 많이 되풀이하는
물 습관, 아침 습관, 그리고 마트에서 장 보는 습관을
첫 일주일 동안 살짝만 바꿔보기로 해요.

물

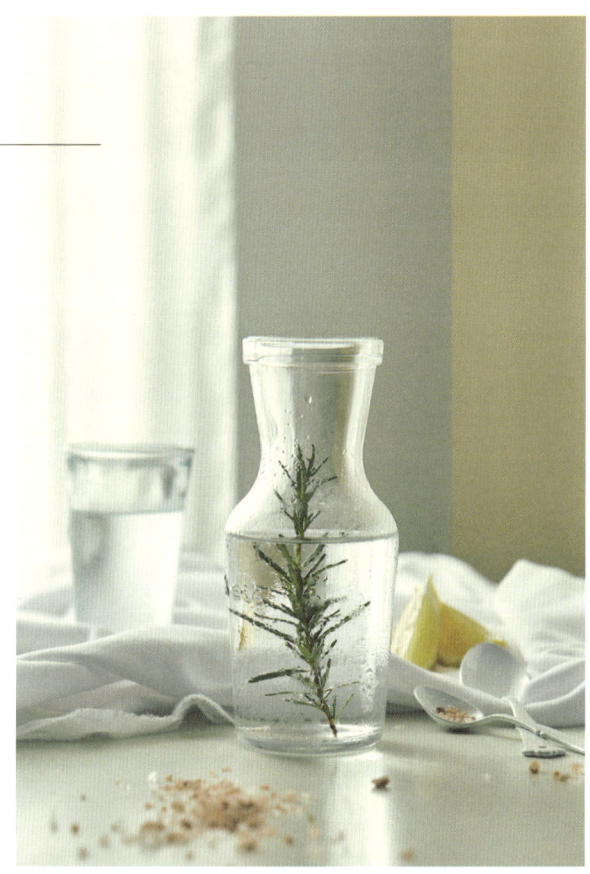

매일 마시던 것, 물 습관을 살짝 바꿔보자

가장 먼저 물에 대해 이야기해볼까 해요. '또 물 많이 마시라는 얘기야?' 하면서 잔소리처럼 흘려들을까 염려되지만 안 할 수가 없네요. 입맛과 체질을 건강하게 관리하려면 물이 정말 중요하답니다. 충분한 수분 섭취의 효과는 셀 수 없이 많아요. 몸의 원활한 순환, 혈액 정화, 변비 예방, 체중 감소, 부종 완화, 피부 미용, 기초대사량 증가, 스트레스 감소 등등.

세계보건기구(WHO)는 하루에 1~2리터의 물을 섭취하라고 권장하고 있는데요. 수분은 음식을 통해서도 섭취되기 때문에 통상적으로 전문가들은 하루에 물 1.5리터를 마시라고 추천합니다. 우리도 입맛 바꾸는 일주일 동안 '하루에 물 1.5리터 마시기'부터 시작해봅시다. 딱 3일만 해도 몸의 붓기가 빠지고 가벼운 느낌이 들 거예요.

하루에 물 1.5리터 채워서 마시는 법

물 마시기가 마음처럼 쉽지 않다는 분들이 많으세요. 무작정 '많이 마셔야 해'라고 생각하면 실천하기가 더 어렵지요. 평소에 제가 물을 충분히 섭취하기 위해 활용하는 팁을 알려드릴게요.

- '물은 목이 마를 때 마신다'라는 생각부터 버리세요. 목이 마르지 않아도 수시로 마셔야 많은 양의 물을 섭취할 수 있습니다.
- 내가 가장 오랜 시간 머무는 곳, 예를 들면 회사 책상 같은 곳에 매일 아침 1.5리터짜리 물 한 병을 사서 올려두세요. '퇴근 전까지 이 물을 모두 마신다'라고 나만의 작은 목표를 세우면 게임처럼 재미도 있고 평소보다 훨씬 더 많이 마실 수 있어요.
- 집에 있을 때 자주 머무는 화장대와 컴퓨터 앞에 물병과 컵을 두세요. 그리고 눈에 띌 때마다 한 번씩 마셔주는 거예요.
- 외출할 때 가방에 물을 넣고 다니세요. 가방에 물이 있을 때와 없을 때 밖에서 섭취하는 물의 양은 차이가 많이 난답니다. 마음에 드는 텀블러를 항상 가방에 넣고 다니는 것도 방법이에요.
- 단, 식당에 가서는 제발 물을 많이 드시지 마세요. 식사 직전이나 식사 중에는 목을 약간 축이는 정도의 물이 적당합니다. 식사 직전에 물을 많이 마시면 소화를 방해하고 혈당을 높일 수 있어요. 식후 30분부터는 다시 수시로 마셔도 좋습니다.

아무 물이나 마시지 마세요

물에는 칼륨, 마그네슘, 칼슘 등의 미네랄이 함유되어 있어요. 물을 많이 마시라고 권장하는 건 물이 수분뿐만 아니라 미네랄을 섭취하는 아주 좋은 방법이기 때문이에요. 미네랄은 우리 몸속의 모든 영양분이 체내에서 제대로 작용하게 하고 면역력을 강화시켜줘요. 미네랄은 부족하면 생명까지 위협할 만큼 우리 몸에 필수적인 성분이라고 할 수 있어요.

그런데 다 똑같은 물이 아니라 미네랄이 거의 없는 물도, 미네랄이 많은 물도 있다는 거 알고 계세요? 판매되는 생수도 미네랄 함유량이 각기 다르고, 정수기에 따라서도 다르다고 하네요. 너무 깨끗하게 걸러지는 정수기는 오히려 미네랄까지 걸러버린다고도 하고요.

이왕 물을 살 때 미네랄이 풍부한 물을 사고 싶다면 '해양 심층수'를 추천해요. 바다 깊은 곳의 물이기 때문에 미네랄이 정말 듬뿍 들어 있거든요. 그런데 매번 사서 마시는 것도 번거롭고 비싼 편이라 돈도 많이 드는 게 단점이에요. 그 점을 해결할 수 있는 저의 노하우를 알려드릴게요.

"
채소만 있으면
해양 심층수만큼 미네랄이 풍부한 물을
아주 간편하게 만들 수 있습니다.
"

채소 미네랄워터를 소개합니다

바로 채소와 과일로 '채소 미네랄워터'를 만드는 거예요. 복잡하지 않냐고요? 과일과 채소를 적당한 크기로 잘라서 평소 마시는 물에 풍덩 넣기만 하면 돼요. 끝입니다. 정말 간단하죠?

미네랄은 물에 잘 녹는 성질이 있는데요. 이걸 이용해 채소와 과일에 꽉 차 있는 미네랄을 물에 우려내어 섭취하는 거예요. 비주얼도 컬러풀하고 예뻐서 보기만 해도 기분까지 좋아진답니다. 일본을 비롯한 해외에서는 이미 채소 미네랄워터가 굉장한 인기여서 카페나 편의점에서 판매도 하고 있어요.

맛있어서 누구나 좋아하고, 효능도 뛰어난 채소 미네랄워터 레시피 10가지를 소개합니다. 샐러드, 반찬으로만 먹던 채소를 완전히 새로운 방식으로 섭취해보세요. 그리고 익숙해지면 내 입맛에 맞게 레시피를 변형해보세요. 정해진 건 없어요. 내가 좋아하는 채소와 과일을 혼합하거나, 냉장고 속 자투리 채소를 미네랄워터로 만들어서 처리하는 것도 훌륭한 방법입니다.

Plus note
채소 미네랄워터, 만들기 전에 알아두세요

1. 레시피 물의 양은 750ml를 기준으로 잡았어요.

레시피대로 한 번 만들어 마시고, 거기에 같은 양의 물을 한 번 더 부어서 우려 마시면 하루 물 1.5리터 마시기 미션 완료입니다.

2. 채소 미네랄워터는 이렇게 마시면 좋아요.

미네랄 성분이 물에 잘 우러나는 데는 시간이 걸립니다. 재료와 물을 모두 담은 후 최소 20분 정도 지난 뒤에 섭취하세요. 우리고 난 재료는 함께 먹어도 돼요. 만들어서 하루 안에 신선한 상태로 다 마시는 걸 권장합니다.

3. 단면이 최대한 많이 드러나야 즙이 잘 우러나요.

써는 크기는 각자 가지고 있는 물병 입구에 들어갈 정도로 조절하세요. 구부려서 넣을 수 있는 재료들은 조금 더 커도 상관없겠죠. 하지만 재료가 너무 크면 영양 성분이 골고루 우러나기가 어려워요. 잎채소는 칼을 대지 않고 손으로 찢어야 영양소 파괴를 최소화할 수 있습니다. 영양소가 더 잘 우러나게 하고 싶다면, 재료를 썰기 전에 포크로 겉면을 몇 번 콕콕 찍어보세요.

4. 되도록 껍질째 넣어요.

껍질이 있으면 물속에서 금방 무르지 않고, 껍질에 있는 영양과 향까지 섭취할 수 있어요. 대신 껍질째 이용하려면 세척이 중요한데요. 채소별 세척법은 214쪽을 참고하세요.

5. 저혈압인 분은 양을 조절해서 드세요.
저혈압인 분은 빈혈이 자주 오고 몸이 차기 때문에 나트륨이 부족하면 몸에 좋지 않을 수도 있어요. 무조건 미네랄워터를 많이 마시기보다 의사와 상의하는 것을 추천드려요.

6. 몸이 차거나 열이 많은 분은 체질에 맞는 재료로 선택해서 드세요.
과일이나 채소도 차가운 성질의 것과 따뜻한 성질의 것으로 나뉘어요. 차가운 성질로는 망고, 수박, 참외, 고구마, 오이, 배, 딸기, 바나나, 레몬, 파인애플 등이 대표적이고요. 따뜻한 성질로는 사과, 부추, 생강, 깻잎, 달래, 복숭아, 대추, 오렌지, 감자, 당근 등이 있습니다.

7. 위가 자주 쓰린 분들은 레몬의 양을 레시피보다 더 적게 조절하세요.

8. 가공된 조리용 레몬즙은 사용하지 않습니다.
생 과일, 생 채소만 사용해주세요.

9. 토마토, 키위 등 무르기 쉬운 것들은 물컹한 것보다 단단한 것으로 선택합니다.

10. 마지막으로 채소 미네랄워터는 음료가 아니라 물이에요. 어렵게 생각하지 말고, 물처럼 섭취하세요.

Recipe
비타민C의 활력이 필요할 때
오이+오렌지+레몬 워터

오이는 비타민C, 칼륨이 풍부해 나트륨을 배출하고 수분을 보충해줘요. 오렌지는 비타민C, 엽산이 풍부해 면역력 강화에 도움을 주고 감기 예방에 좋고요. 레몬에도 비타민C가 듬뿍 들어 있어서 피로 회복과 피부 미용에 좋습니다.

tip 채소의 모양은 레시피와 다르게 마음대로 잘라도 괜찮아요. 다만, 슬라이스하거나 단면이 최대한 드러나야 즙이 많이 우러날 수 있다는 점은 기억하세요.

재료 오이 1/2개, 오렌지 1/2개, 레몬 1/4개, 물 750ml

1 오이는 0.2~0.3cm 두께로 슬라이스합니다.
   필러(감자 껍질 깎는 칼)로 길게 슬라이스해도 좋아요.
2 오렌지는 껍질째 0.2~0.3cm 두께의 반달 모양으로 얇게 자릅니다.
3 준비한 레몬은 껍질째 2등분하세요.
4 물병에 모든 재료를 담은 후 물을 붓습니다.

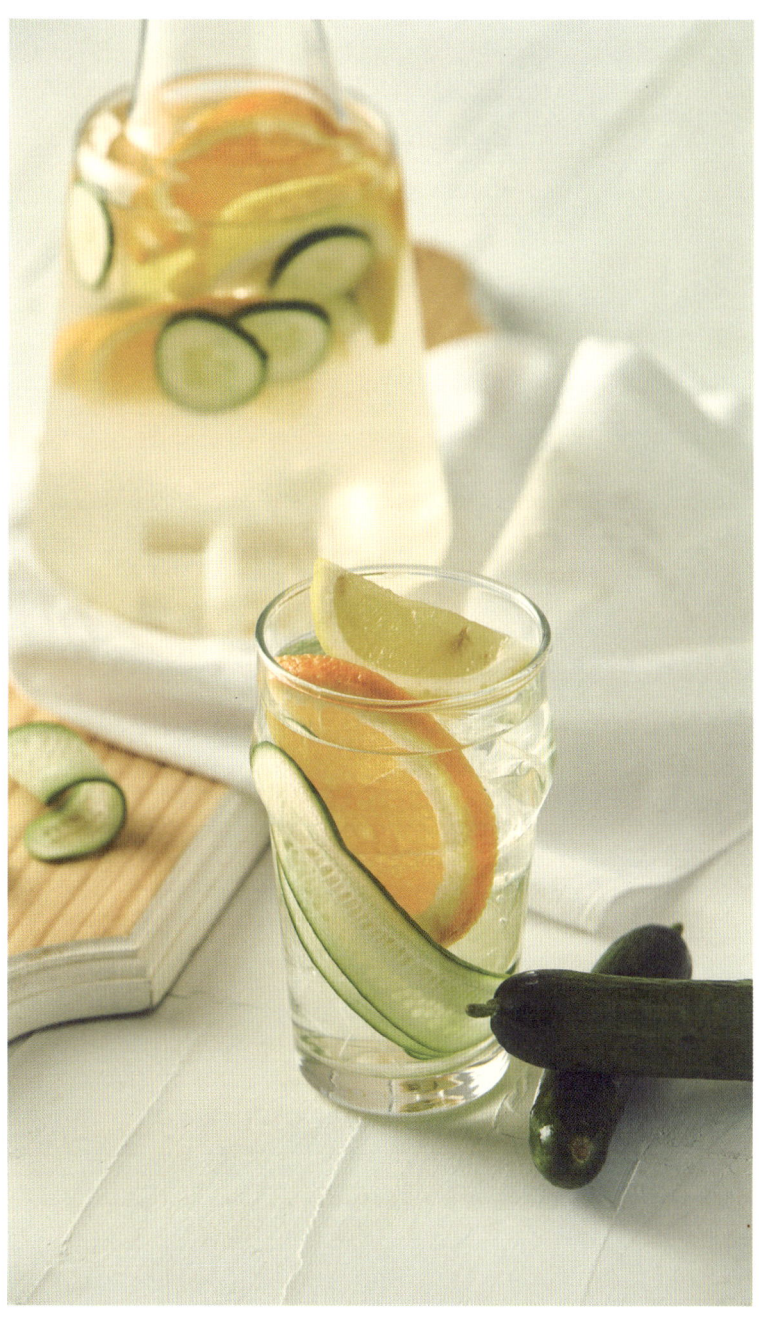

Recipe
몸속의 피로를 해독해주는
미나리+사과+레몬 워터

미나리는 혈액을 정화시켜서 독소를 배출해요. 사과는 펙틴, 식이섬유, 칼륨이 풍부해서 나트륨을 배출하고요. 레몬에도 미네랄이 많아서 몸속 노폐물 배출에 좋아요.

재료 미나리 4줄기, 사과 1/2개, 레몬 1/4개, 물 750ml

1. 미나리는 줄기와 잎을 포함해서 5cm 정도로 썰어요.
2. 사과는 껍질째 0.2~0.3cm 두께의 반달 모양으로 슬라이스하세요.
3. 준비한 레몬은 껍질째 2등분합니다.
4. 물병에 모든 재료를 담은 후 물을 붓습니다.

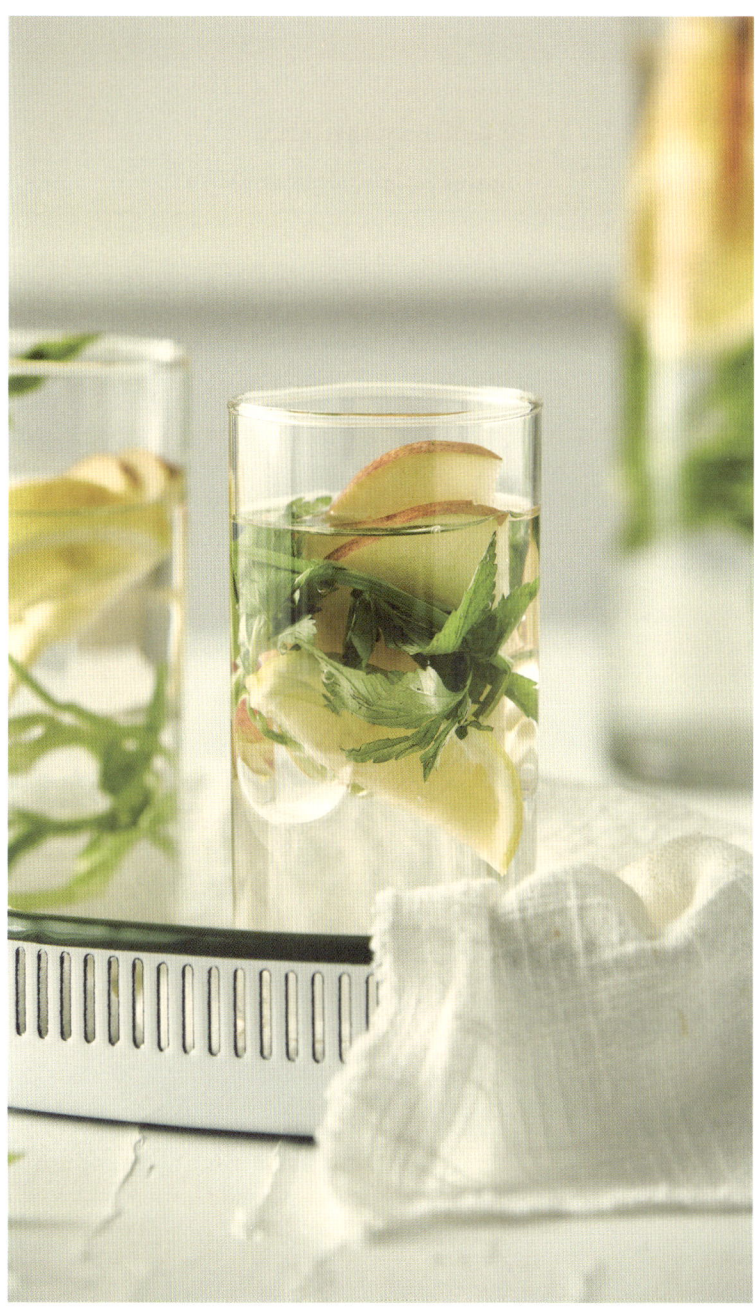

Recipe
요즘 속이 편치 않다면
적양배추+키위+레몬 워터

적양배추는 항산화 작용을 하고 위를 건강하게 하기 때문에 소화 작용에 좋아요. 키위는 식이섬유, 엽산, 칼륨, 비타민이 풍부해 면역력 강화에 좋고요. 레몬은 몸의 PH밸런스를 잡아주어 피로 회복과 다이어트에 도움이 됩니다.

재료 적양배추 2장, 키위 1개, 레몬 1/4개, 물 750ml

1   적양배추는 0.5cm 두께로 채 썹니다.
    칼을 쓰지 않고 손으로 잘게 찢어서 넣어도 좋아요.
2   키위는 껍질을 벗겨 0.5cm 두께로 슬라이스하세요. 골드 키위를 사용해도 괜찮습니다. 키위는 무르기 쉬운 재료여서 너무 가늘게 썰면 물이 탁해질 수 있어요. 처음부터 단단한 키위를 선택해 구입하는 게 좋겠죠.
3   준비한 레몬은 껍질째 2등분합니다.
4   물병에 모든 재료를 담은 후 물을 붓습니다.

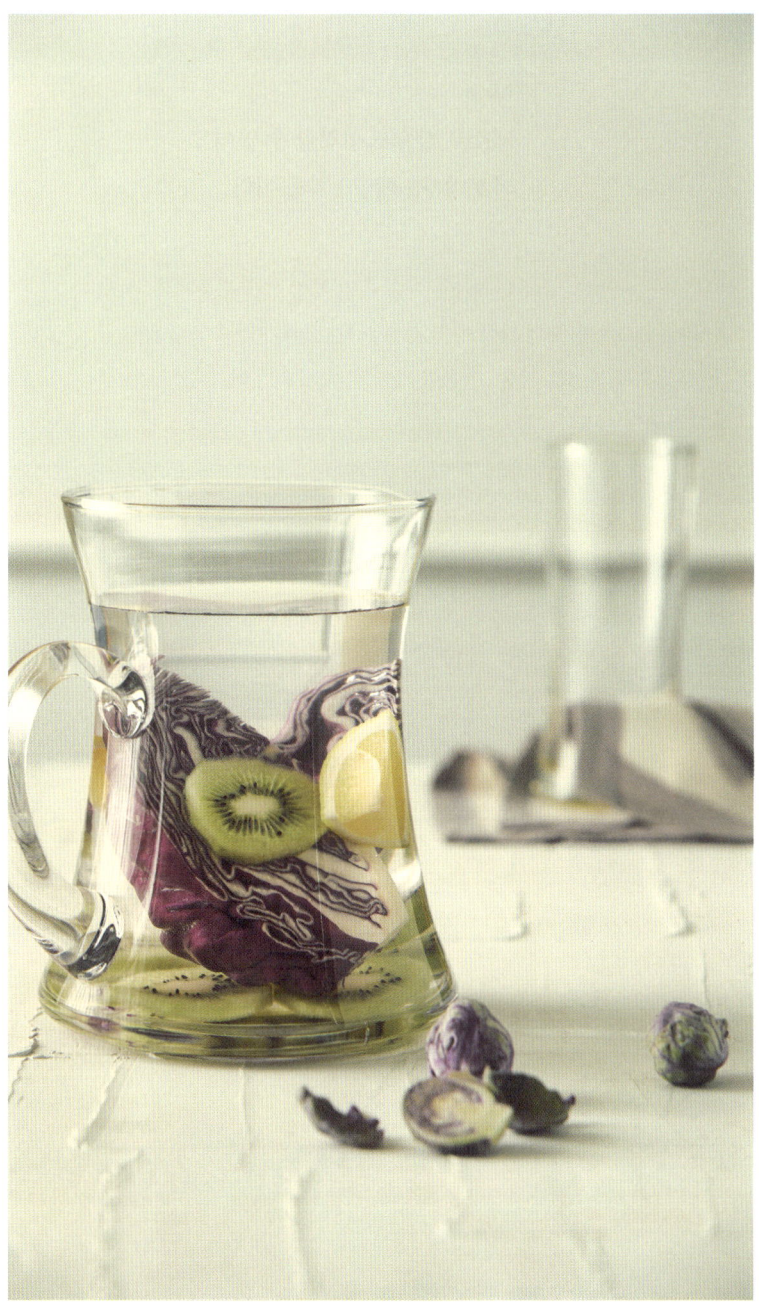

Recipe

채소로 칼슘도 섭취할 수 있어요
파프리카+케일+자몽 워터

파프리카는 비타민A와 C, 철분, 칼슘 등의 영양소가 풍부해요. 케일은 베타카로틴, 칼슘이 많아 항암 작용을 하고, 뼈 건강에 도움을 줍니다. 자몽은 비타민C, 칼슘, 철분이 많아 피부 미용과 뼈 건강, 혈관 질환 개선에 좋아요.

재료 파프리카 1/2개, 케일 3장, 자몽 1/4개, 물 750ml

1. 파프리카는 0.5cm 두께로 슬라이스하거나 길게 채 썹니다.
   파프리카 색깔은 자유롭게 선택하세요.
2. 케일은 0.5cm 두께로 채 썹니다.
   줄기 부분까지 모두 활용해주세요.
3. 자몽은 껍질째 0.3cm 두께로 슬라이스합니다.
   자몽 씨는 떫은 맛이 날 수 있으니 빼는 것이 좋아요.
4. 물병에 모든 재료를 담은 후 물을 붓습니다.

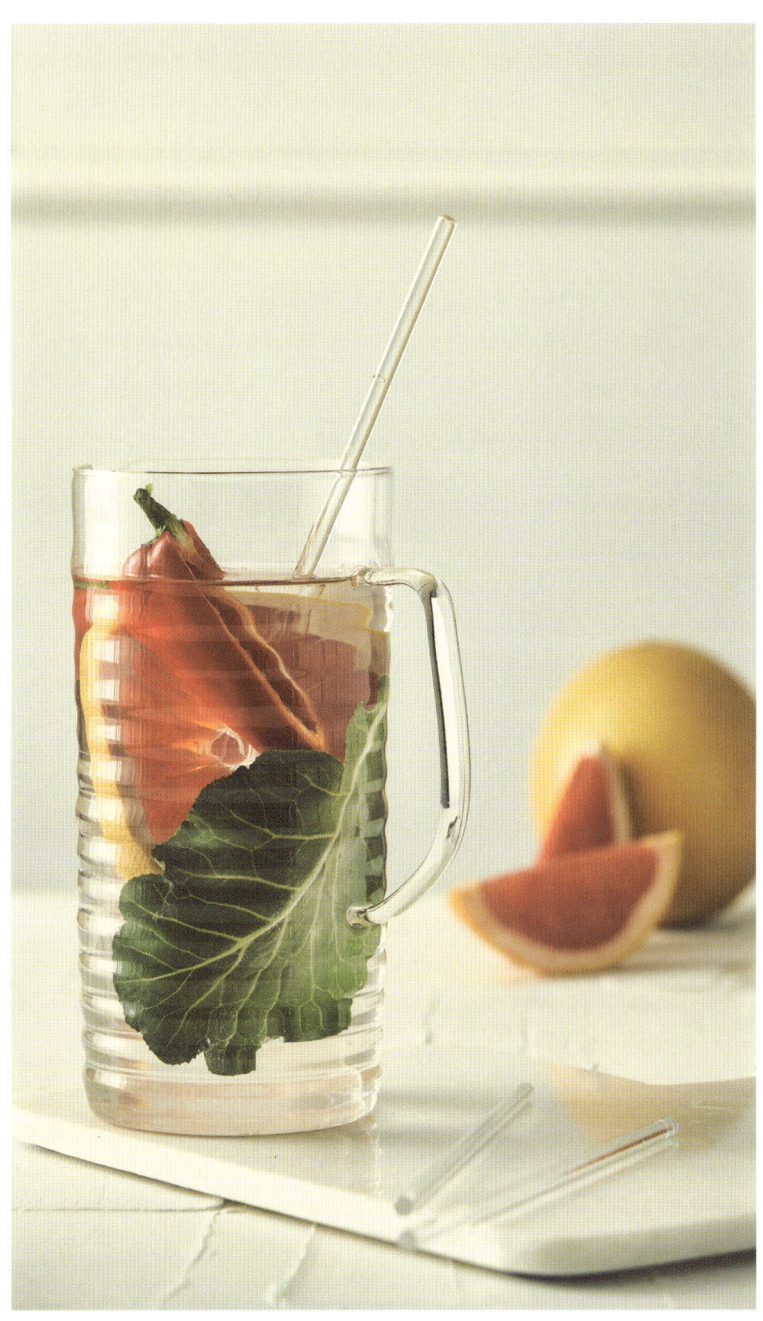

Recipe

노화 방지에 탁월해요
토마토+양상추+귤 워터

토마토는 비타민과 무기질 공급원으로, 항산화 물질이 많아 노화 방지에 좋아요. 양상추는 베타카로틴, 비타민C와 E가 풍부해서 체내 유해 활성산소를 억제해줍니다. 귤은 비타민C, 펙틴, 항산화 물질이 많아 피부 노화를 방지하고 혈액순환을 도와요. 귤은 레몬이나 자몽 등으로 대체해도 좋아요.

재료 토마토 1개, 양상추 2장, 귤 1개, 물 750ml

1. 토마토는 1cm 두께로 슬라이스합니다. 물컹한 것보다 단단한 토마토를 선택하세요. 잘랐을 때 씨 부분이 많이 물러 있다면 가볍게 걷어냅니다. 물에 넣었을 때 탁해질 수 있어요.
2. 양상추는 손으로 4등분하여 찢어줍니다.
3. 귤은 0.5cm 두께로 슬라이스합니다. 껍질째 넣어도 되고 껍질을 벗겨서 넣어도 돼요. 평소에 먹을 때처럼 귤 알맹이를 한 알씩 떼어서 넣으면 잘 우러나지 않아요. 안쪽 단면이 노출되도록 잘라주세요.
4. 물병에 모든 재료를 담은 후 물을 붓습니다.

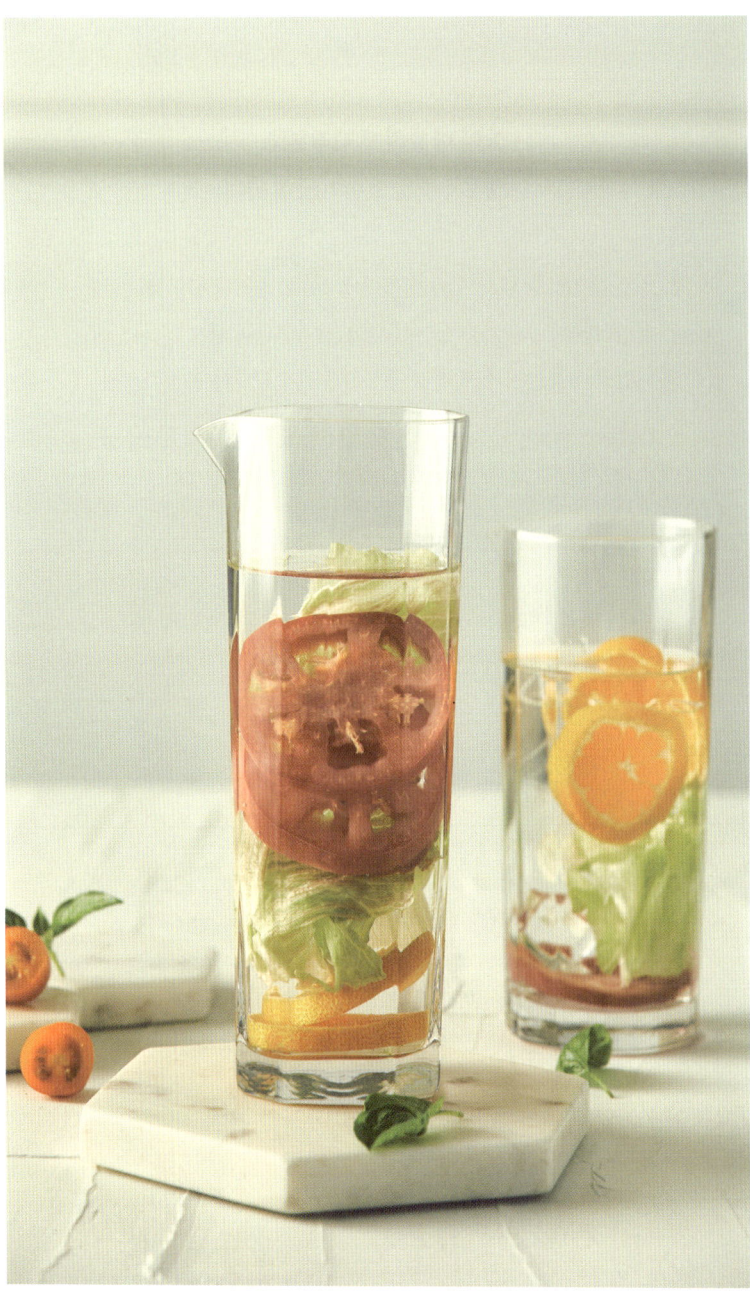

Recipe

몸이 따뜻해야 건강하죠
생강+깻잎+파인애플 워터

생강은 속을 따뜻하게 해서 소화가 잘되게 하고, 살균 작용을 해요. 깻잎은 비타민, 칼륨, 폴리페놀 성분이 많아 혈액순환을 돕고요. 파인애플은 비타민C, 섬유질이 풍부해 장내 환경을 개선해줍니다.

재료 생강 1개(엄지손가락 크기), 깻잎 3장, 파인애플 100g(종이컵 1컵), 물 750ml

1 생강 껍질을 칼로 긁어 벗긴 후 0.2~0.3cm 두께로 슬라이스합니다. 채를 썰어도 좋아요. 다진 생강이나 생강 가루는 사용하지 않습니다.
2 깻잎은 3장을 겹쳐서 돌돌 말아준 뒤 1cm 간격으로 썹니다. 손으로 찢어도 괜찮아요. 깻잎은 꼭지 부분까지 버리지 말고 모두 활용합니다.
3 파인애플은 껍질을 벗겨 한입 크기로 깍둑썰기합니다. 요즘은 마트에서 먹기 좋게 썰어놓은 파인애플 제품도 있어서 편리해요. 다만 통조림 파인애플은 피해주세요.
4 물병에 모든 재료를 담은 후 물을 붓습니다.

시작. 입맛 바꾸는 첫 일주일

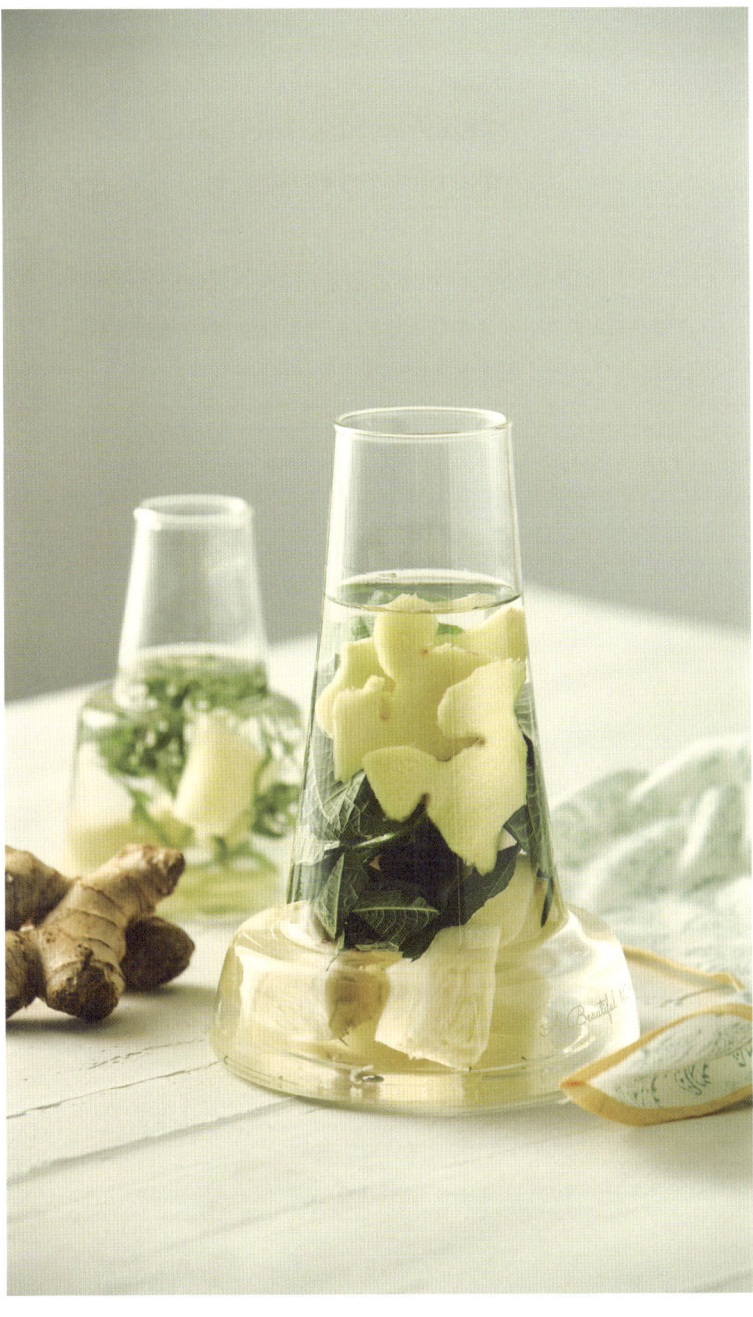

Recipe

아침에 가벼워지고 싶다면 식이섬유를
셀러리 + 사과 + 레몬 워터

셀러리는 식이섬유가 많아 배변 활동을 원활하게 해줘요. 사과는 수용성 식이섬유소인 펙틴이 풍부해 장 기능을 활발하게 합니다. 레몬은 디톡스 효과가 있어서 배변 활동을 촉진시켜줍니다.

재료 셀러리 20cm, 사과 1/2개, 레몬 1/4개, 물 750ml

1　셀러리를 얇게 슬라이스합니다. 잎과 줄기 모두 사용합니다.
　　요즘은 마트에 작게 썰어서 조금씩 파는 것도 있어서 편리해요.
2　사과는 껍질째 0.2~0.3cm 두께로 반달썰기하세요.
3　준비한 레몬은 껍질째 2등분하세요.
　　취향에 따라 레몬 대신 라임을 사용해도 됩니다.
4　물병에 모든 재료를 담은 후 물을 붓습니다.

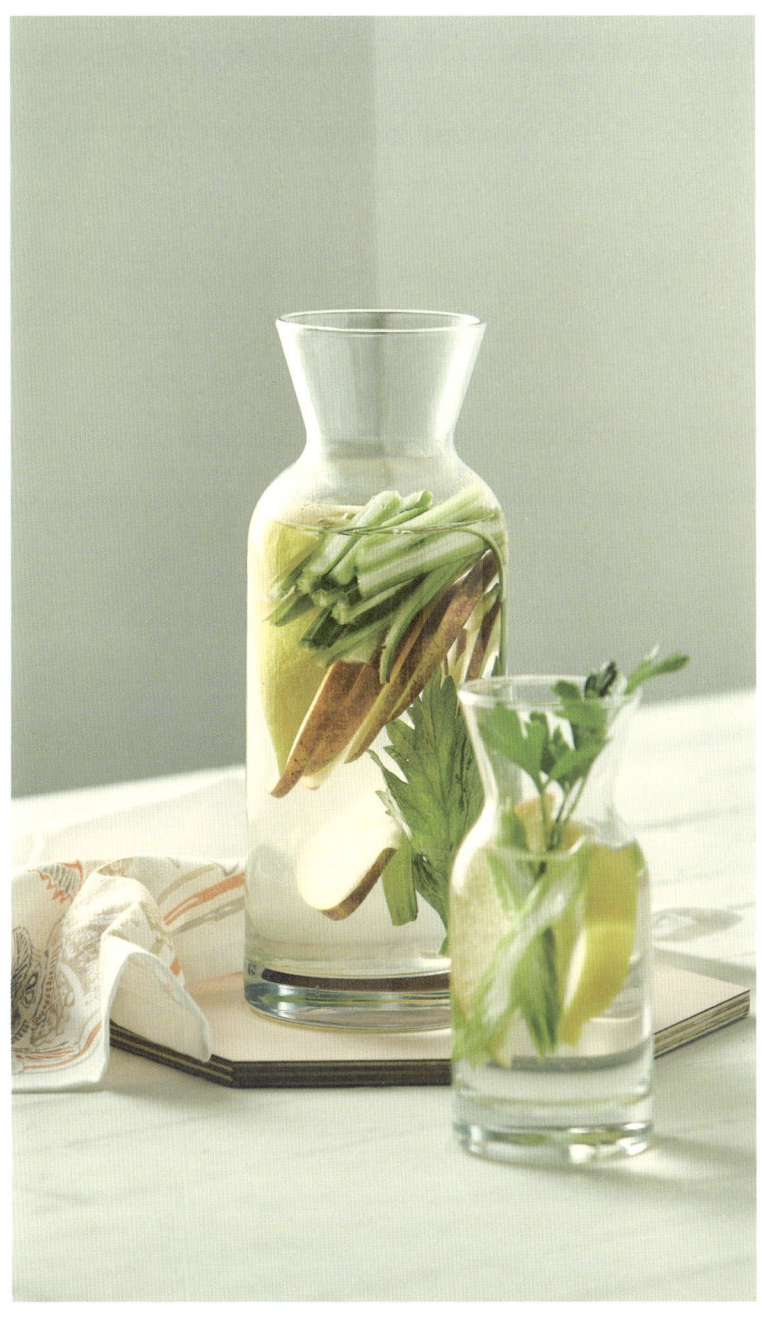

Recipe
기관지와 소화기를 튼튼하게
무+부추+자몽 워터

무는 비타민C, 펙틴, 항암 물질인 시니그린 성분이 있어 기관지와 소화 기능에 좋아요. 부추는 몸을 따뜻하게 해서 혈액순환을 돕고, 기관지와 위장 건강에 좋습니다. 자몽은 식이섬유 함량이 높아 소화불량을 개선해주며 열을 내려서 몸속 순환을 도와줘요.

재료 무 100g(주먹 크기), 부추 5줄기, 자몽 1/4개, 물 750ml
1 무는 껍질째 0.2~0.3cm 두께로 슬라이스합니다.
  채를 썰어도 괜찮아요.
2 부추는 5cm 길이로 썹니다.
3 자몽은 껍질째 0.3~0.5cm 두께로 반달썰기합니다.
4 물병에 모든 재료를 담은 후 물을 붓습니다.

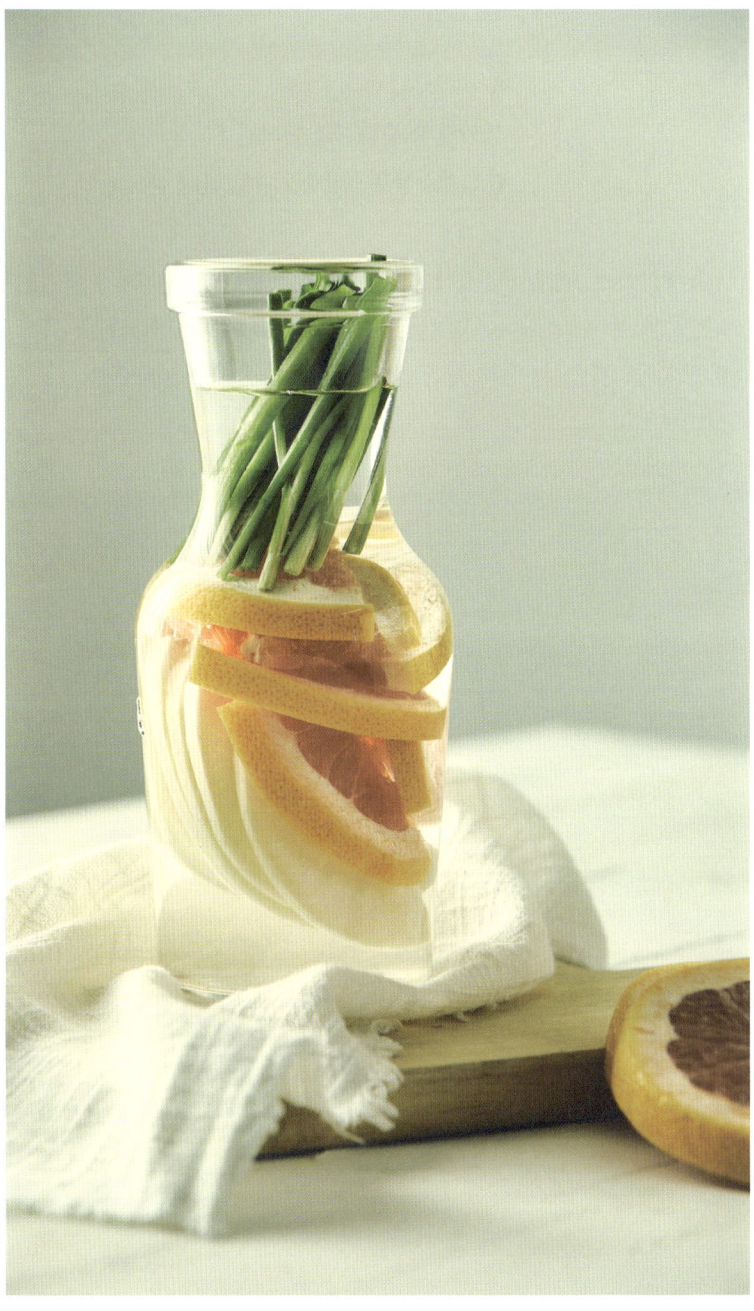

Recipe

평소에 잘 붓는 체질이라면
단호박＋상추＋방울토마토 워터

단호박은 단백질과 칼륨이 많아 이뇨 작용을 돕고, 부종 완화에 좋습니다. 상추는 락투신이라는 성분이 있어 진정과 재생 효과가 있고요. 방울토마토는 펙틴과 루테인이 풍부해 콜레스테롤을 낮추고 혈액순환에 좋아요.

재료 단호박 1/6개, 상추 3장, 방울토마토 5개, 물 750ml

1. 단호박은 가운데 부분의 씨를 제거하고, 껍질째 0.3~0.5cm 두께로 슬라이스합니다. 만약 단단해서 얇게 썰기가 어렵다면 조금 더 도톰하게 썰어도 괜찮아요.
2. 상추는 2등분으로 찢어주세요. 특히 아래쪽의 상추 줄기 부분에 있는 영양소가 잘 우러날 수 있도록 한 번 더 분질러주세요.
3. 방울토마토는 꼭지를 제거한 후 반으로 자릅니다. 혹은 자르지 않고 방울토마토 겉면을 포크나 이쑤시개로 몇 차례 찔러서 물에 잘 우러날 수 있게 해주세요. 요즘은 빨간 방울토마토뿐 아니라 컬러 방울토마토도 많죠? 어떤 색을 사용해도 상관없어요.
4. 물병에 모든 재료를 담은 후 물을 붓습니다.

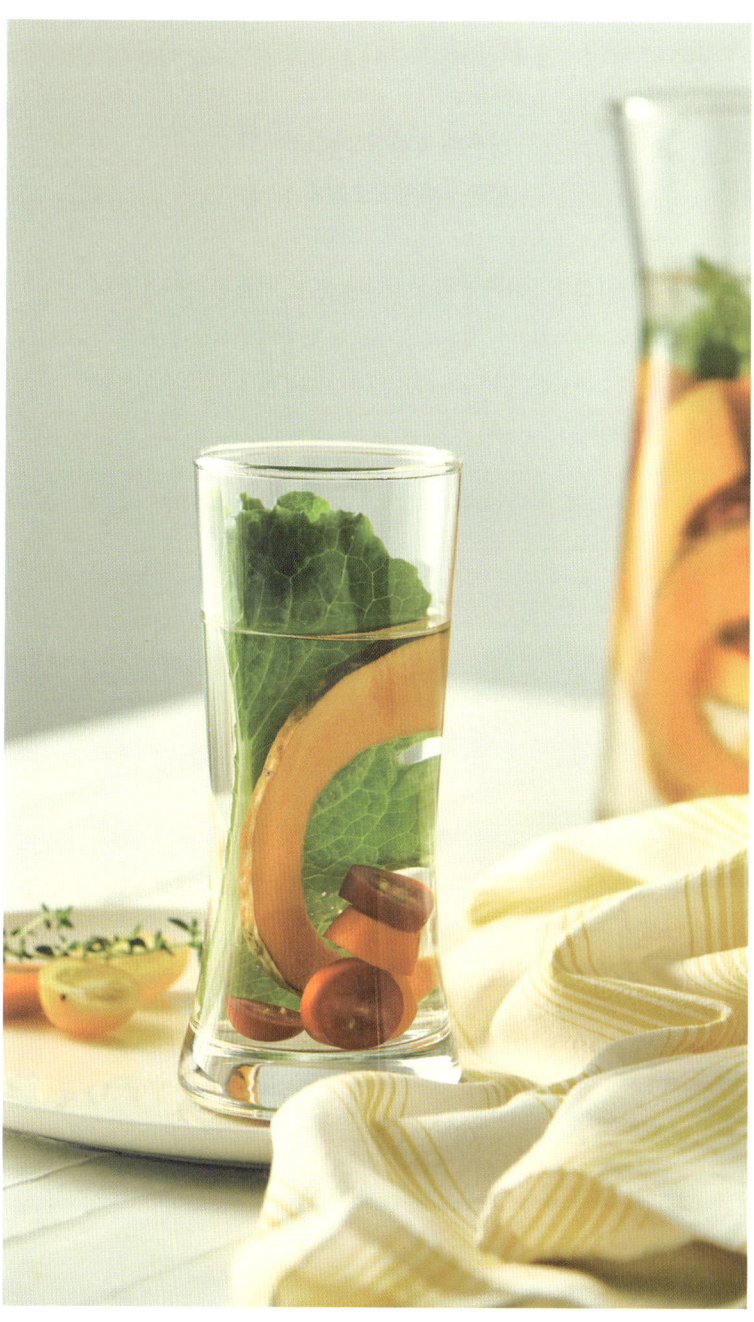

Recipe

철분으로 빈혈을 예방해요
당근+피망+오렌지 워터

당근은 비타민A, 카로틴이 풍부해 시력 개선과 스트레스 완화에 도움이 됩니다. 피망은 비타민, 철분이 많아 빈혈 예방에 좋아요. 오렌지는 비타민C, 헤모글로빈, 플라보노이드 성분이 풍부해 피로 회복과 빈혈 예방에 좋습니다.

재료 당근 1/4개, 피망 1/2개, 오렌지 1/4개, 물 750ml

1. 당근은 필러로 껍질을 벗긴 뒤, 0.2~0.3cm 두께의 원형으로 슬라이스합니다. 채를 썰어도 됩니다.
2. 피망은 안쪽의 씨와 하얀 심지를 손으로 뜯어서 제거한 뒤 0.5cm 두께로 슬라이스하거나 길게 채를 썰어주세요.
3. 오렌지는 껍질째 0.3~0.5cm 두께로 슬라이스합니다.
4. 물병에 모든 재료를 담은 후 물을 붓습니다.

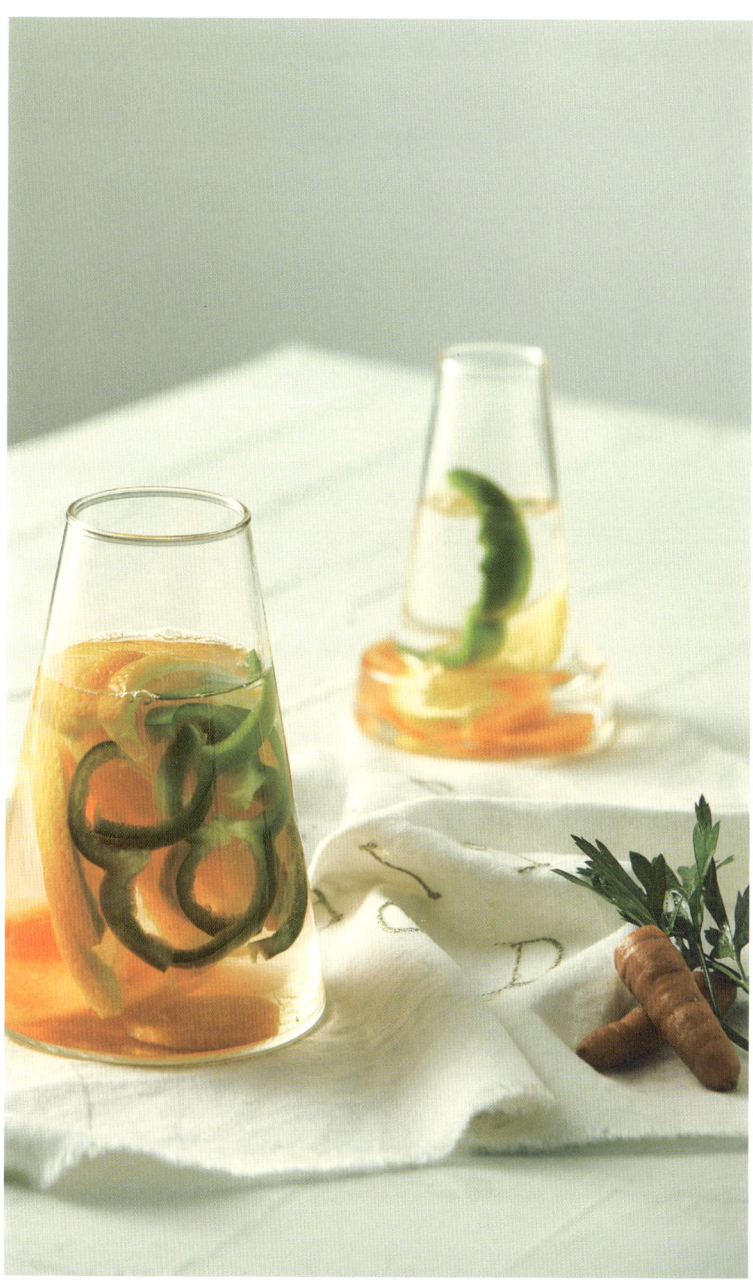

아침

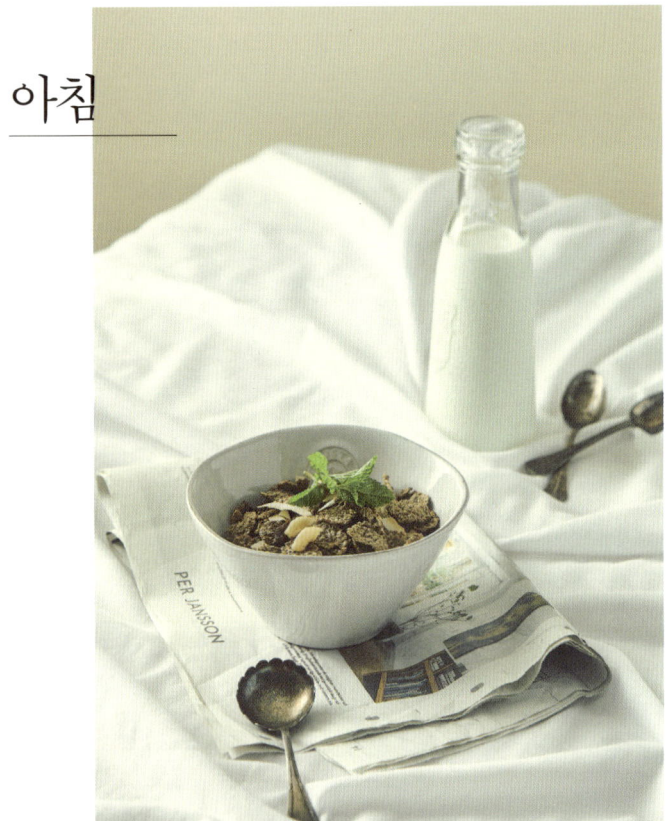

눈 떠서 맨 처음 먹는 것, 아침 습관을 살짝 바꿔보자

매일 아침 꼭 하는 일, 매일 아침 꼭 먹는 게 있으신가요? 아침은 하루의 시작이기 때문에 중요해요. 그리고 그 시간에 하는 일은 매일 반복하기 때문에 더욱 중요하죠. 하루하루가 쌓여서 나라는 사람을 만들어가니까요.

눈을 뜨자마자 제일 먼저 뭘 하면 좋을까요? 벌떡 일어나기보다 기지개를 쭉 펴고 가벼운 스트레칭을 하면서 몸을 깨우면 좋겠죠. 잠자는 동안 굳어 있던 몸을 살살 풀어주는 거예요. 그렇게 몸을 서서히 깨우듯이 우리 몸속도 달래며 깨워야 하는데요. 그 역할을 해주는 게 바로 '물'이랍니다. 일어나서 바로 물을 한 컵 섭취하세요. 몸속이 깨어나고, 활력이 생기기 시작합니다.

그러고 나서 아침식사를 해야죠. 간편하고 건강한 주스, 수프, 밥 중에서 선택해보세요.

딱 하나만 고르라면 바나나예요

본격적으로 주스, 수프, 밥을 소개하기 전에 가장 간편한 아침식사인 '바나나'를 추천하고 넘어가고 싶어요. 아침에 뭔가를 한다는 것 자체가 귀찮은 분들도 바나나 하나 똑 끊어서 들고 나가는 건 어려운 일이 아닐 테니까요.

바나나는 식이섬유와 칼륨 성분이 풍부해서 신진대사를 원활하게 하고 이뇨 작용을 해서 소변을 통해 노폐물과 나트륨을 밖으로 빼내준답니다. 아침의 붓기를 빠르게 해소해주는 거죠. 게다가 어디서든 까 먹기도 편하고 속이 든든해지는 포만감까지! 참 간편하면서도 건강하게 아침을 해결할 수 있는 과일이어서 저도 바쁜 아침에는 자주 챙기곤 해요. 아무리 귀찮아도 나를 위해 바나나를 챙기는 3초 정도는 투자하실 수 있겠죠?

아침엔 바쁘니까, 주스 어떨까요?

매일 아침 식사 준비에 3분 정도는 시간을 낼 수 있는 분들을 위해 영양 가득하고 건강한 아침식사를 챙길 수 있는 방법을 소개하겠습니다. 바로 채소와 과일을 갈아서 주스로 마시는 거예요.

미리 썰어놓은 채소와 과일을 믹서에 넣고 윙 돌리기만 하면 끝. 그것도 귀찮다면 전날 밤에, 또는 2~3일치를 한 번에 갈아서 냉장고에 보관해두었다가 아침엔 따라 마시기만 하세요. 마실 시간조차 없으면 텀블러에라도 담아서 들고 나가시고요.

자신만의 방식으로 이미 아침을 챙겨 먹고 있는 분들도 있을 거예요. 밥과 국, 빵과 커피, 우유에 만 시리얼…. 채소를 먹겠다고 그걸 하루 아침에 샐러드로 바꿀 필요는 없어요. 매일 먹던 것은 그대로 유지하고, 대신 식사 전에 채소와 과일을 갈아 만든 주스 한 잔을 추가로 챙겨서 마셔보세요. 단순한 습관이지만 채소를 섭취한 아침들이 쌓여 가볍고 건강한 나를 만들 거예요. 제가 아침에 즐겨 먹는 주스 레시피를 소개해드릴게요.

Plus note
아침 건강 주스, 만들기 전에 알아두세요

1. 재료는 미리 손질해서 보관하면 편리해요.
아침마다 재료를 손질하려면 번거롭겠죠. 한 번 갈아 마실 재료를 손질해서 지퍼백에 담아 냉장 또는 냉동보관해두세요. 꺼내서 후루룩 갈아 마시는 데까지 3분도 안 걸릴 거예요. 더 자세한 보관법은 211쪽을 참고해주세요.

2. 농도는 개인 취향에 맞게 조절하세요.
스무디처럼 걸쭉한 농도를 선호한다면 레시피보다 물이나 우유의 양을 줄이세요.

3. 정해진 레시피는 없습니다.
냉장고에 남아 있는 자투리 채소를 자유롭게 첨가해서 만들어보세요. 재료를 손질할 때도 꼭 레시피처럼 자르지 않아도 돼요. 블렌더에 잘 갈릴 정도만 자르면 됩니다.

4. 이왕 마시는 거 건강하게 마셔요.
가끔 맛을 위해 당이 첨가된 가공 주스를 함께 넣어서 갈아 마시는 경우가 있는데요. 재료 본연의 영양 섭취를 방해할 수 있어서 추천드리지 않아요. 그리고 커피나 초콜릿을 주스와 함께 섭취하지 마세요. 카페인 성분이 미네랄 성분의 흡수를 방해한답니다.

5. 익숙해지면 채소의 비율을 점점 높여보세요.

채소만 넣고 만든 주스는 초보자가 먹기 힘든 맛일 수 있어서, 과일을 적당량 섞어 누구나 먹기 편한 레시피로 소개했습니다. 주스 경험을 쌓아가면서 채소의 비율을 점점 높여보세요. 저도 처음에는 과일이 섞인 주스를 먹었어요. 하지만 익숙해진 지금은 채소 100퍼센트인 주스도 입맛에 잘 맞더라고요. 단, 당을 과도하게 섭취할 수 있기 때문에 과일의 비율을 높이는 건 추천하지 않아요.

Recipe

한 잔으로 에너지 충전
파프리카+토마토+사과 주스

비타민C가 풍부해서 피로 회복에 좋은 레시피에요. 그 외에도 라이코펜, 펙틴, 식이섬유, 칼륨 등 아침을 활기 있게 열어줄 성분들이 한 잔에 가득하답니다. 가볍게 마시기 좋은 질감과 맛이에요.

tip 물이 가장 좋지만, 거부감 없이 좀 더 편하게 먹고 싶다면 요구르트로 대체해도 괜찮아요.

재료 파프리카 1/2개, 토마토 1개, 사과 1/2개, 물 450ml

1 파프리카는 안쪽의 씨와 심지를 손으로 뜯어 제거한 후 4등분합니다.
   파프리카는 어떤 색을 사용해도 괜찮아요.
2 토마토는 꼭지를 제거한 뒤 4등분합니다.
   방울토마토로 대체할 경우 한 주먹 정도 넣어주세요.
3 사과는 껍질째 4등분하세요.
4 블렌더에 모든 재료를 넣고 물을 부어 곱게 갈아줍니다.

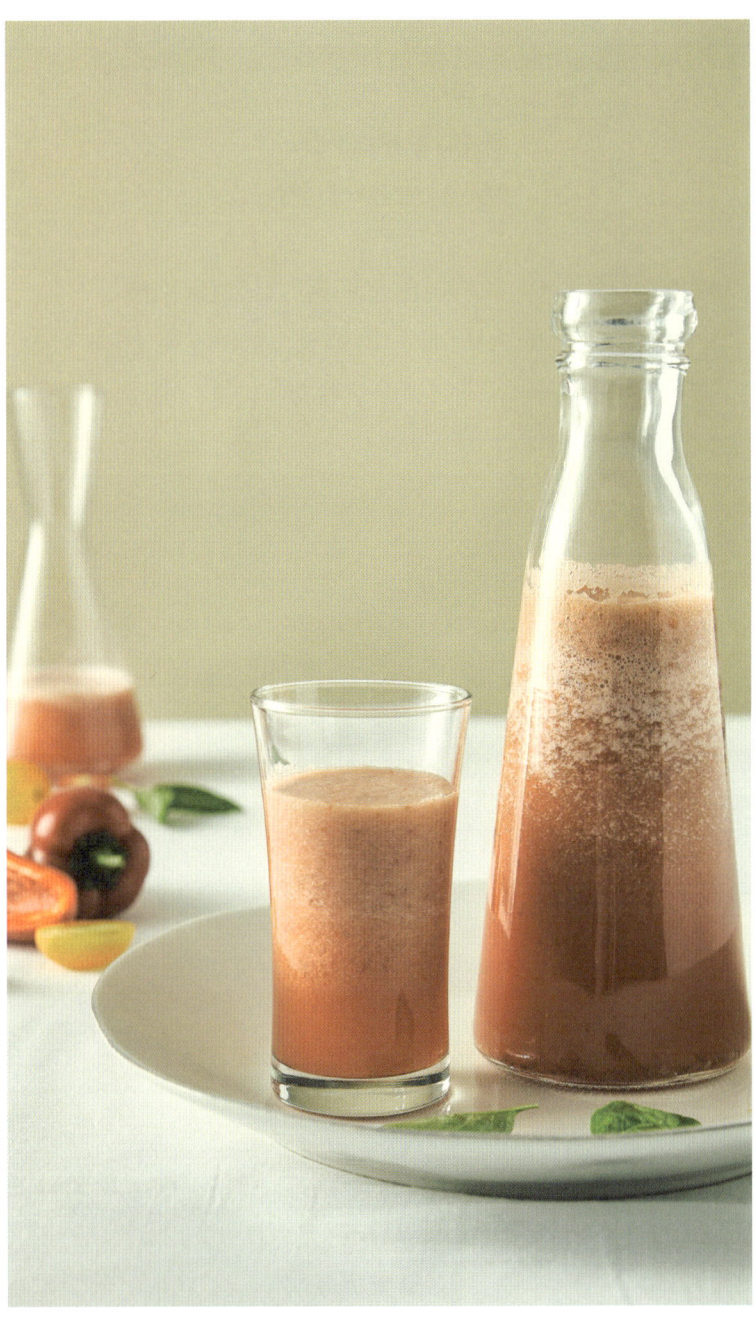

Recipe

장 운동을 활발하게
양배추 + 당근 + 오렌지 주스

비타민A, C, E, 루테인, 베타카로틴, 식이섬유가 풍부해서 위장을 보호해주고 장운동을 활발하게 합니다. 변비가 있는 분이 꾸준히 마시면 시원한 배변 효과를 볼 수 있을 거예요. 덩달아 속이 편해지면서 피부도 좋아지고, 눈도 맑게 해준답니다.

재료 양배추 2장, 당근 5cm, 오렌지 1개, 물 450ml
1 양배추는 손으로 찢어서 4등분합니다.
2 당근은 껍질을 벗긴 뒤 칼로 썰어서 4등분합니다.
3 오렌지는 껍질을 벗긴 뒤 4조각으로 떼어내세요.
4 블렌더에 모든 재료를 넣고 물을 부어 곱게 갈아줍니다.

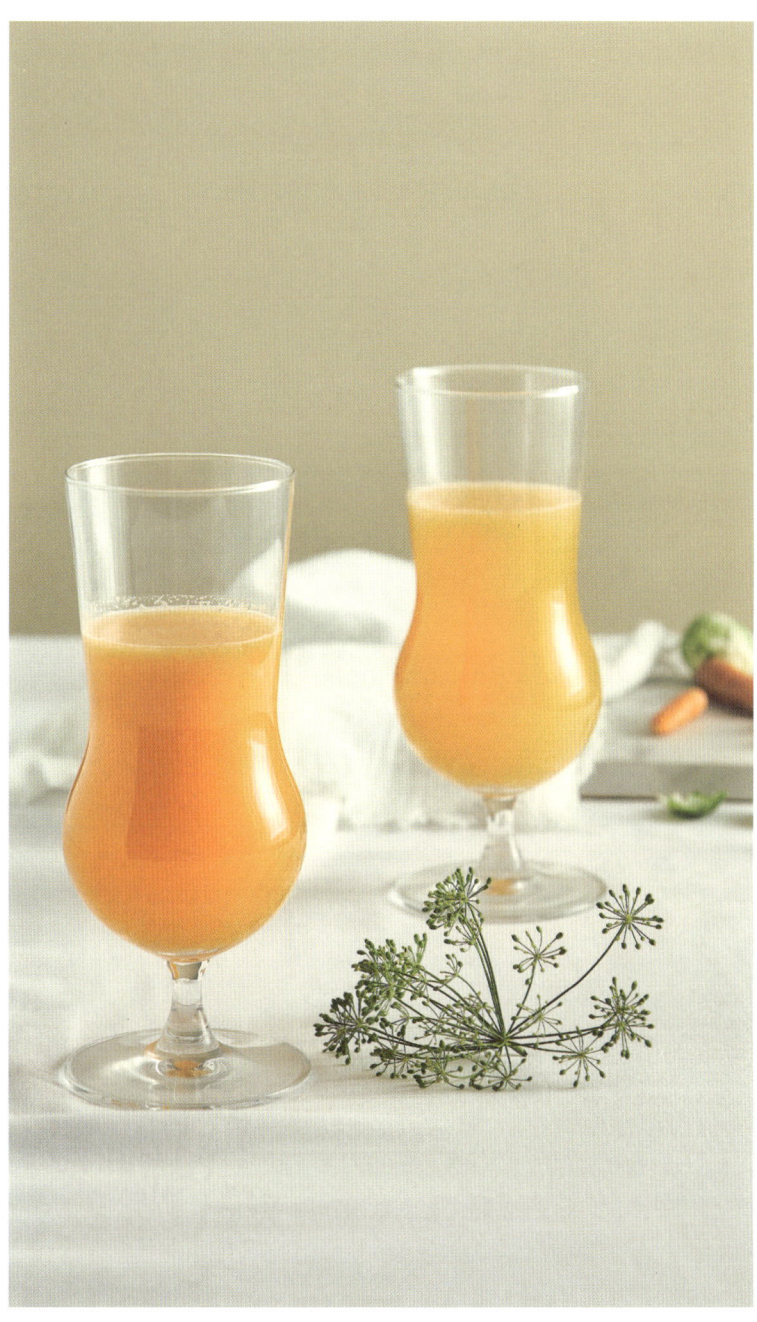

Recipe

다이어터를 위한 든든한 한 끼
찐 고구마＋우유＋계피 셰이크

다이어트 식단엔 고구마가 빠지지 않죠? 고구마에는 식이섬유와 칼륨이 풍부하기 때문인데요. 포만감을 주면서도 나트륨 배출, 배변 활동, 혈관 건강, 혈액순환에 도움이 됩니다. 하지만 다이어트한다고 많이 쪄놓아도 막상 손이 자주 가진 않잖아요. 그럴 땐 이 레시피처럼 다른 방식으로 즐겨보세요. 찐 고구마를 찐 감자, 찐 단호박, 삶은 달걀로 대체해도 좋습니다.

tip 컵에 담아서 전자레인지로 따뜻하게 데워 먹어도 좋아요. 카페에서 마시는 고구마 라떼 같은 맛이 날 거예요.

재료 찐 고구마 1개, 우유 450ml, 계피 가루 1작은술

1 찐 고구마를 껍질째 손으로 2등분한 뒤 블렌더에 넣습니다.
   고구마 껍질은 영양소가 풍부하고 소화 작용을 도울 뿐 아니라 뱃속에 가스가 차는 것도 예방한답니다.

2 우유와 계피 가루를 모두 넣고 곱게 갈아주세요. 기호에 따라 견과류를 함께 갈아도 좋아요. 단맛을 원하면 꿀을 첨가하세요.

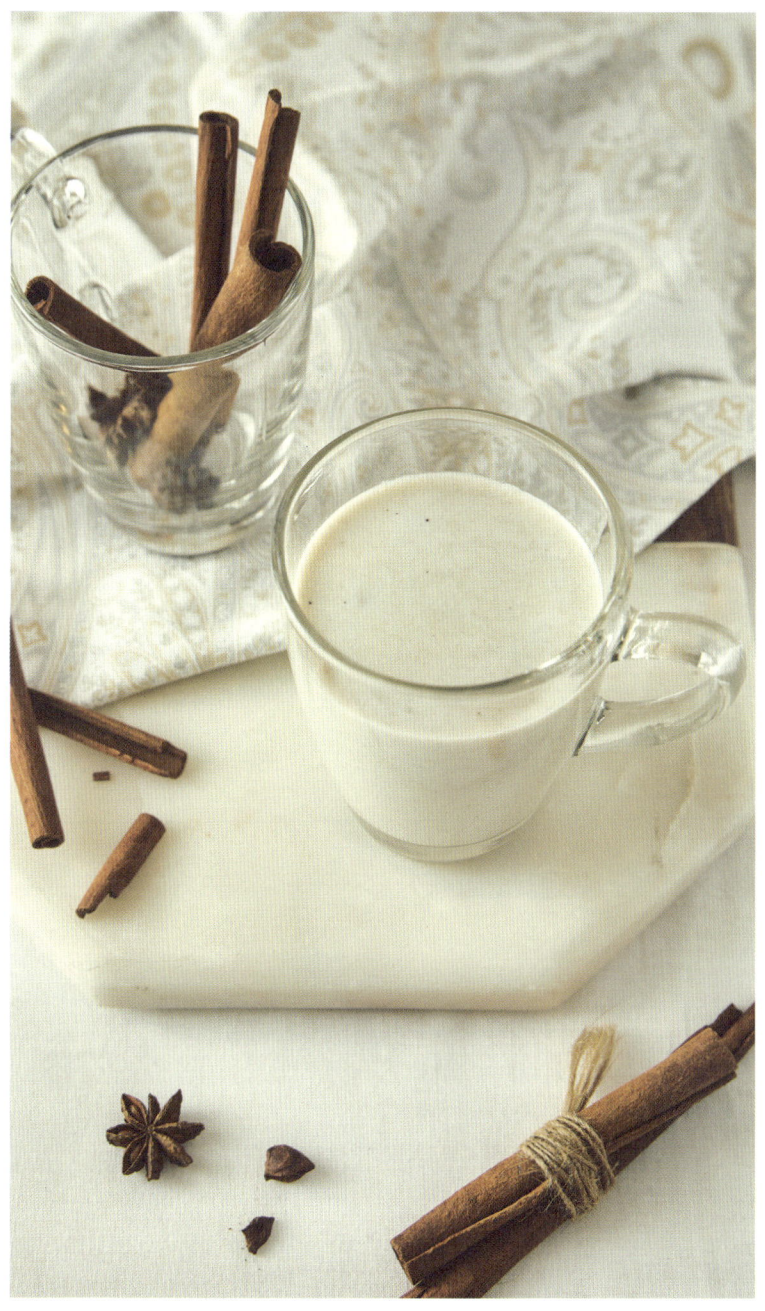

Recipe

장과 기관지 건강을 챙기는
양상추＋배＋요거트 셰이크

비타민C, 루테올린, 식이섬유 등 기관지에 좋은 영양소가 많아 감기 예방에 좋고, 파이토케미컬이라는 성분이 노폐물을 배출해서 해독 작용을 하는 주스입니다. 플레인 요거트를 넣어서 유산균이 보충되고 장 건강에도 도움이 돼요. 플레인 요거트는 무가당 제품을 사용해주세요.

재료 양상추 3장, 배 1/2개, 플레인 요거트 200ml(종이컵 1컵), 물 250ml

1   양상추는 손으로 찢어 2등분합니다.
2   배는 껍질을 벗긴 뒤 칼로 4등분하세요.
3   블렌더에 모든 재료와 물을 넣어 곱게 갈아줍니다.
    물 대신 우유를 사용해도 좋아요.

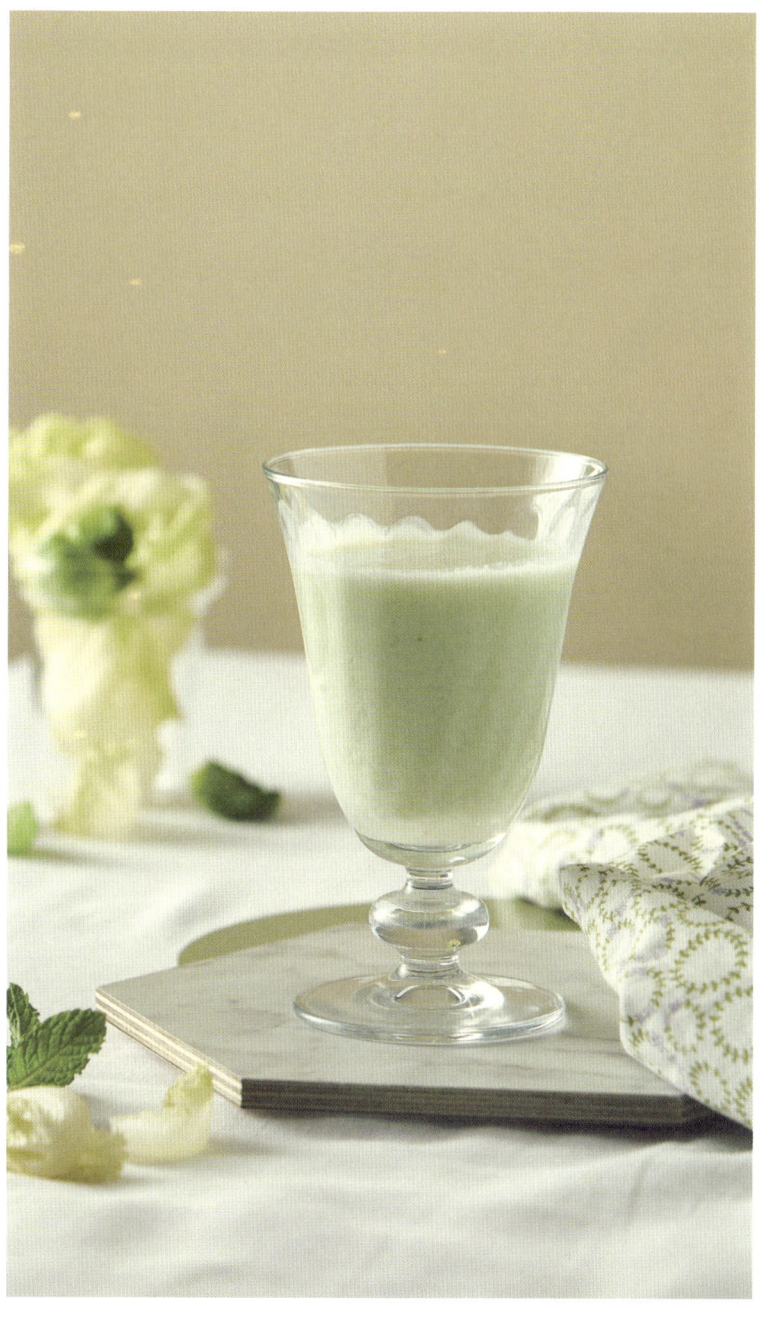

"
빈속에 차가운 걸 마시기가 부담되거나
날이 쌀쌀할 때는
채소를 갈아서 따뜻한 수프로 드셔보세요.
"

따끈하게 하루를 시작하고 싶다면, 수프

수프는 주스를 만드는 것과 똑같이 간편하고, 미리 갈아서 냉장고에 넣어뒀다가 아침에 따뜻하게 데워 먹을 수 있으니 참 편리합니다. 따뜻해서 속이 편한 수프 레시피를 알려드릴게요. 하루를 열 때도 좋지만, 하루를 닫을 때도 수프는 잘 어울린답니다.

Recipe

저칼로리 보양식
브로콜리 수프

브로콜리 어떻게 드세요? 대부분 데쳐서 초장에 찍어 드시죠? 하지만 그렇게 먹으면 금방 질리고 많이 먹지도 못해요. 지금 알려드리는 브로콜리 수프는 한 끼에 브로콜리 반 송이를 순식간에 먹을 수 있는 방법이랍니다. 브로콜리는 비타민C, 칼슘, 칼륨, 항산화 물질이 풍부해서 그야말로 저칼로리 보양 수프라고 할 수 있어요.

tip 브로콜리를 아스파라거스, 콜리플라워, 연근, 양송이버섯으로 대체할 수 있습니다.

재료 브로콜리 1/2송이, 양파 1/8개, 우유 400ml,
슬라이스 치즈 1장, 소금과 후추 약간

1 브로콜리는 송이 부분과 줄기 부분 모두 한입 크기로 썹니다.
2 양파는 채 썹니다.
3 냄비에 물을 끓인 뒤 채 썬 양파를 5초간 넣었다 빼서 데칩니다.
4 이어서 브로콜리를 넣고 2분간 데쳐주세요.
5 블렌더에 모든 재료를 넣은 뒤 곱게 갈아주세요. 이때 좀 더 진하고 고소한 맛을 원한다면 삶은 달걀 한 개를 넣어보세요. 슬라이스 치즈 대신 편의점에서 쉽게 살 수 있는 스트링 치즈를 넣어도 좋아요.
6 기호에 맞게 약간의 소금과 후추를 넣어서 드세요.

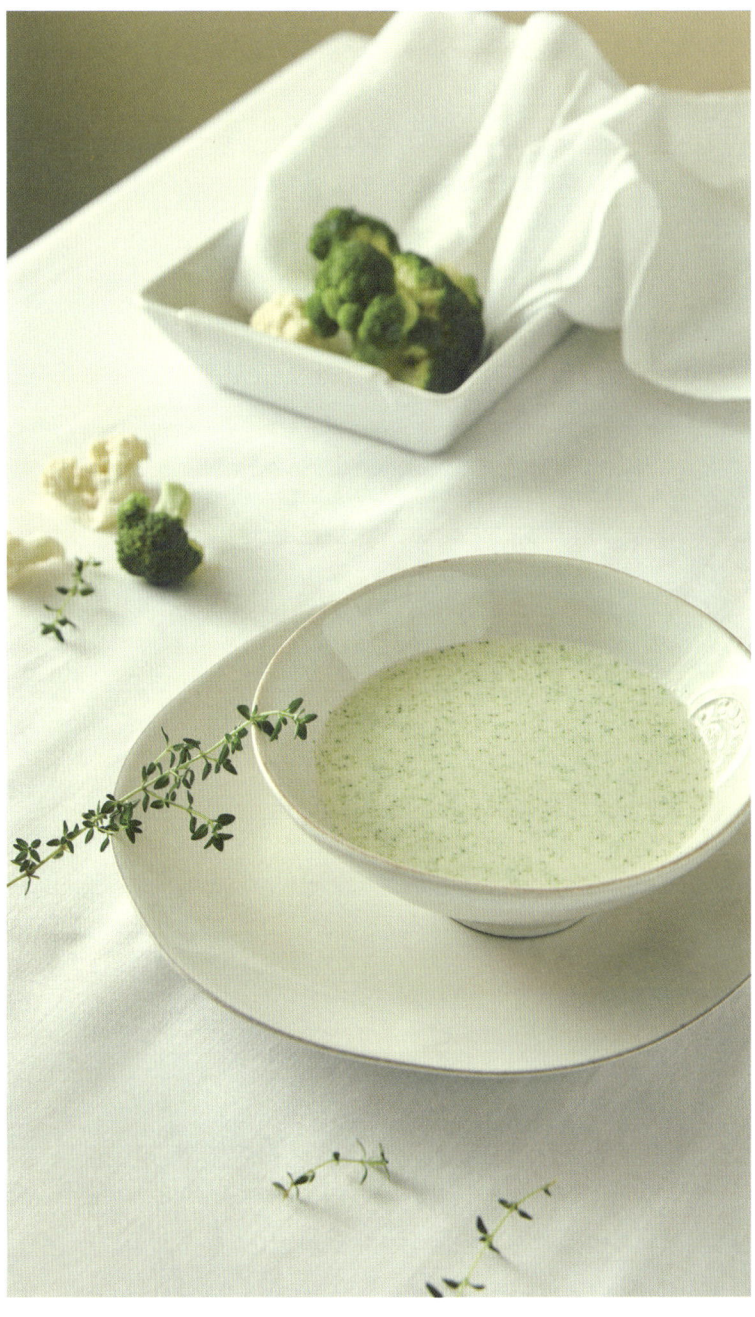

Recipe

고소하고 부드러운 맛
감자 수프

찌거나 조림으로만 먹던 감자를 수프로 끓여보세요. 식감이 부드러워서 입맛 없는 아침에도 편하게 먹기 좋아요. 비타민C가 풍부한 음식이기 때문에 으슬으슬 날이 추울 때 감기 예방 음식으로도 추천해요.

재료 찐 감자 1개, 양파 1/6개, 우유 400ml, 슬라이스 치즈 1장,
치즈 가루 1큰술, 소금과 후추 약간, 월계수 잎 1장

1   찐 감자는 껍질을 벗긴 후 우유와 함께 블렌더에서 갈아주세요.
2   양파는 잘게 다집니다.
3   오일 또는 버터를 두른 냄비에 다진 양파를 넣고 중불에서 볶습니다.
    양파가 부드러워지면서 향이 올라오면 1을 붓습니다.
4   월계수 잎을 함께 넣어 센불로 끓인 후 약불로 줄여서 한 방향으로
    저어가며 가열합니다. 월계수 잎은 바질 같은 다른 허브 가루로 대체해도
    괜찮아요.
5   월계수 잎을 건져낸 다음 슬라이스 치즈(또는 피자 치즈), 치즈 가루를
    넣고 소금과 후추로 간을 맞추세요.

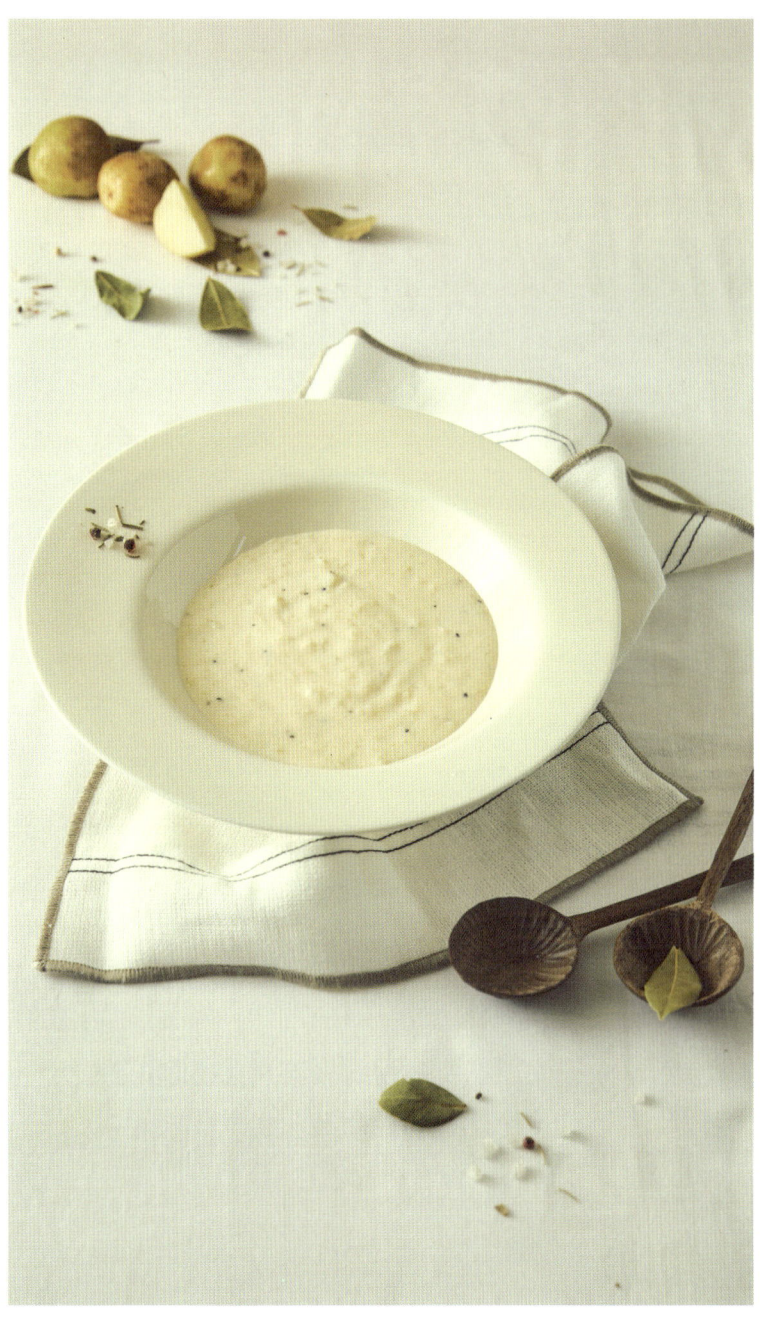

"
바쁜 아침에 따뜻한 쌀밥은
사치라고 생각하시나요?
"

힘내고 싶을 때 채소 덮밥 어때요?

아무리 바빠도 미리 만들어두고 아침에 바로 얹어 비벼 먹는 정도는 부담 없지 않을까요? 손쉽게 든든한 아침밥을 챙길 수 있는 채소 덮밥 소스를 소개할게요. 채소가 듬뿍 들어간 소스여서 아침에 먹기에 속이 편하고 영양도 풍부합니다. 간편한 한 그릇 덮밥이라 만들기도 치우기도 쉽고 반찬 없이도 맛있어요.

Recipe
밥만 퍼서 얹어 먹는
깻잎 연두부 덮밥

깻잎은 쌈 채소라고만 생각하실 텐데요. 소스로 만들면 평소보다 훨씬 많은 양을 쉽게 먹을 수 있어요. 향긋한 향 때문에 따로 간을 하지 않아도 되니까 저염식 아침식사를 할 수 있고요. 또 연두부는 보통 간장 소스에 곁들여 먹는 것만 알지만, 으깨거나 갈아서 소스나 셰이크로 섭취하면 더 쉽게, 많이 먹을 수 있답니다.

tip 취향에 맞게 삶은 새우, 마, 아보카도, 김 가루, 달걀 프라이, 연어, 낫또 등 토핑을 올리면 더욱 근사한 한 끼 식사를 만들 수 있어요.

재료 깻잎 5장, 연두부 1컵, 다진 마늘 1작은술, 간장 2큰술, 참기름 1큰술, 올리브 오일 1큰술

1   깻잎을 차곡차곡 겹친 후 돌돌 말아주세요.
    그리고 아주 가늘게 채를 썰어주세요.
2   볼에 연두부를 넣고 으깹니다.
    거품기를 활용하면 편하게 으깰 수 있어요.
3   볼에 모든 재료를 넣고 섞으세요.
4   밥에 바로 얹어 먹거나, 냉장보관했다가 꺼내서 밥에 얹어 먹으면 됩니다.

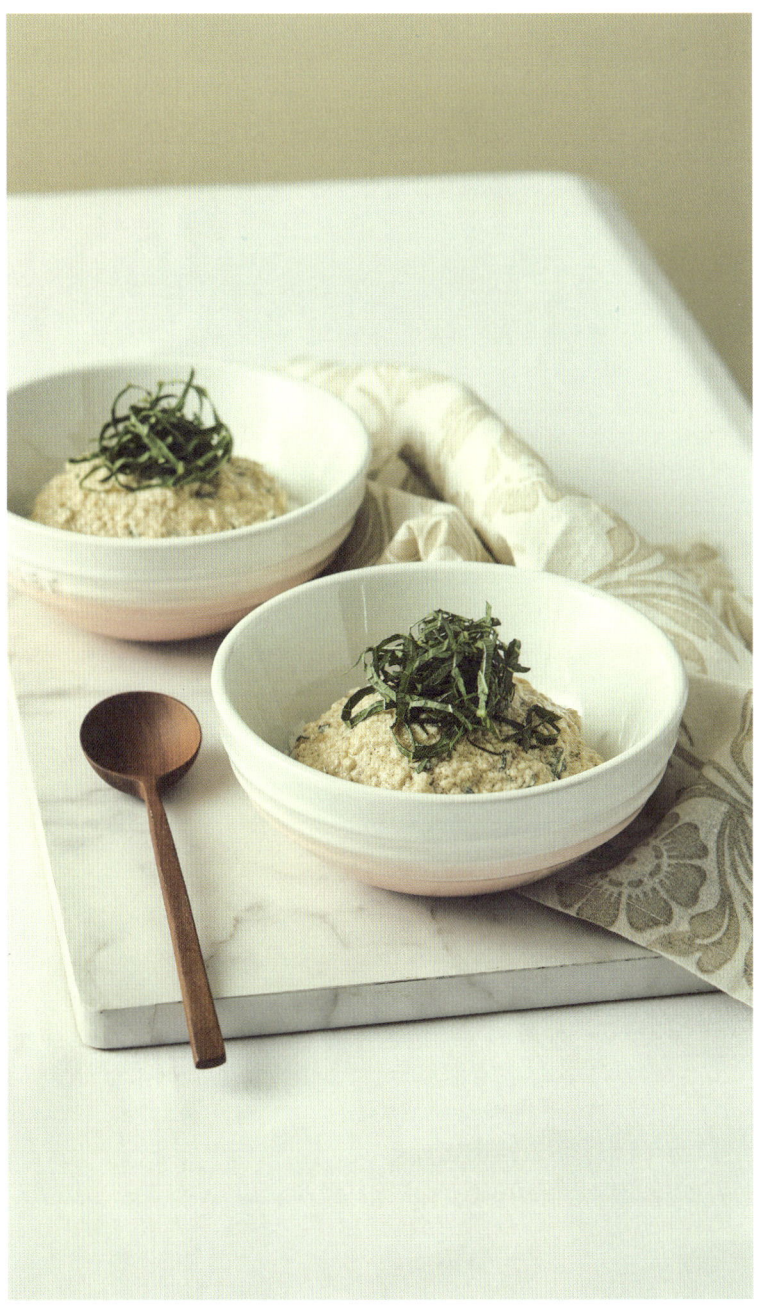

Recipe

몽글몽글 에그 스크램블이 밥 위에
부추 달걀 덮밥

갈아서 소스를 만드는 건 아니지만 그만큼 빠르게 완성되는 덮밥도 있습니다. 평소에 어떻게 먹어야 할지 잘 모르던 부추를 에그 스크램블 안에 송송 썰어 넣어보세요. 밥 위에 얹지 않고 그대로 스크램블 요리로 즐겨도 좋고요. 식빵 사이에 넣어서 샌드위치처럼 먹어도 아주 잘 어울린답니다.

재료 부추 1컵(꾸깃꾸깃 접어서), 달걀 2개, 우유 1/2컵, 카레 가루 1큰술, 슬라이스 치즈 1장, 소금과 후추 약간

1 부추는 송송 잘게 썰어주세요.
2 볼에 달걀을 푼 다음 우유, 카레 가루를 넣어 섞습니다.
3 오일 또는 버터를 두른 팬에 2를 넣고 스크램블 만들듯이 젓가락으로 휘휘 저으며 중불로 익히세요.
   이때 나무젓가락을 사용해야 팬이 상하지 않아요.
4 달걀이 몽글몽글 순두부처럼 익어갈 즈음 불을 끄고 바로 부추와 치즈를 넣어서 휘휘 저으며 남은 열기에 볶아주세요.
5 소금과 후추로 마무리한 후 밥 위에 얹어 드세요.

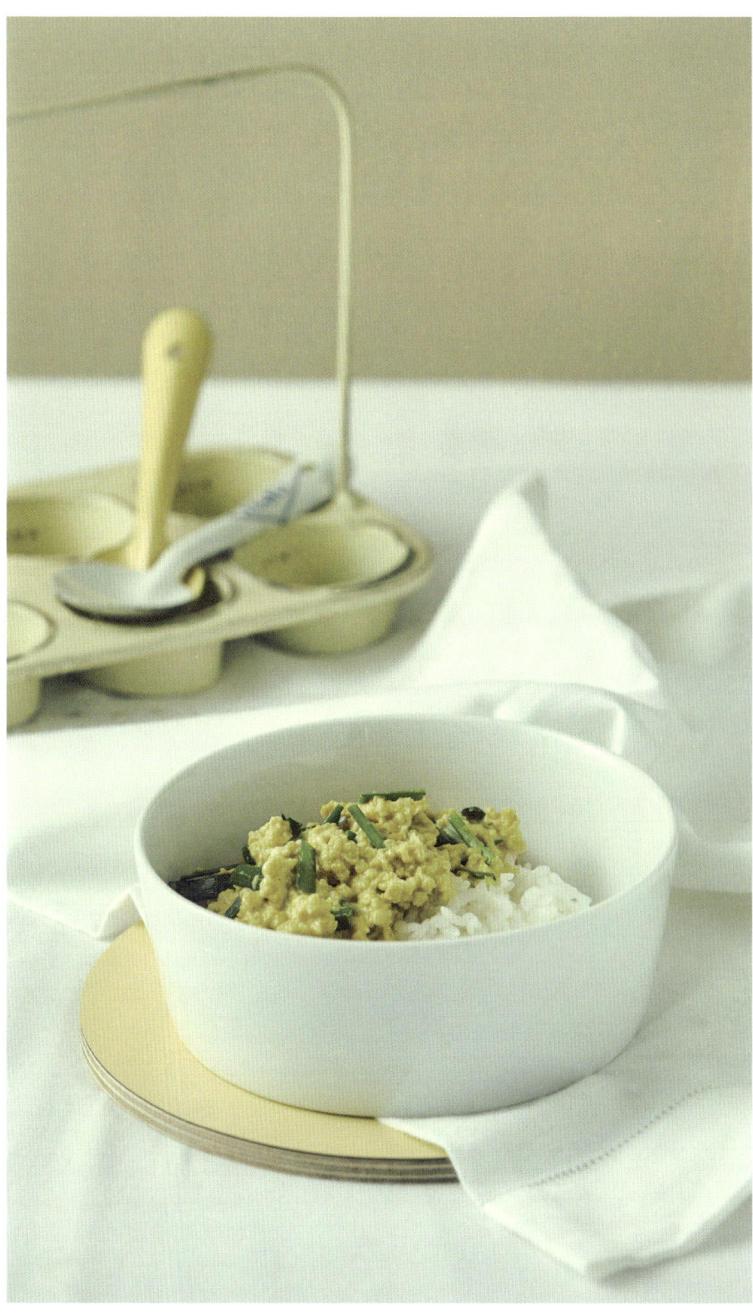

Recipe

입맛 도는 향이 솔솔
가지 고추 덮밥

꽈리고추는 멸치 조림 반찬에 들어가 있는 것만 드셔보셨죠? 가지와 볶아서 덮밥으로 만들어보세요. 재료를 모두 송송 썰어서 후루룩 볶은 뒤에 밥 위에 얹으면 맛있는 한그릇 요리가 완성돼요.

재료 가지 1개, 꽈리고추 3개, 참기름 1큰술, 후추 약간, 다진 마늘 1작은술
양념 간장 2큰술, 맛술 3큰술, 설탕 1큰술, 물 2큰술

1 가지는 한입 크기로 작게 썰어주세요. 꽈리고추도 송송 썹니다.
   꼭 꽈리고추가 아니어도 청양고추나 다른 종류의 고추도 괜찮아요.
2 오일 두른 팬에 중불로 마늘과 꽈리고추를 볶다가 향이 올라오면 가지를 넣으세요.
3 가지에서 수분이 생기면서 익으면 양념 재료를 모두 넣은 뒤 저어가며 끓여주세요. 집에 맛술이 없으면 소주, 화이트 와인, 사케 등 맑은 술을 넣어주시고요. 그것도 없으면 물을 넣어도 됩니다.
4 밥 위에 올리기에 적당한 농도로 익으면 참기름과 후추를 둘러 마무리합니다.

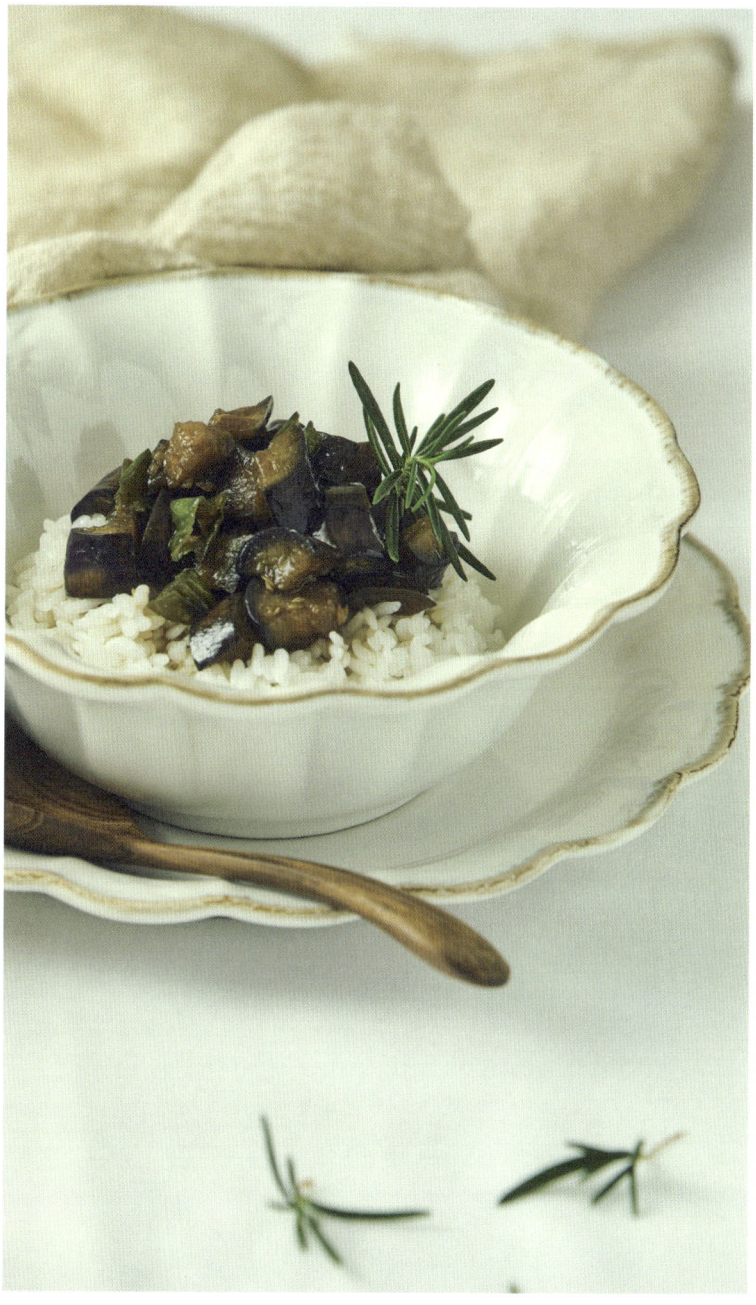

마트

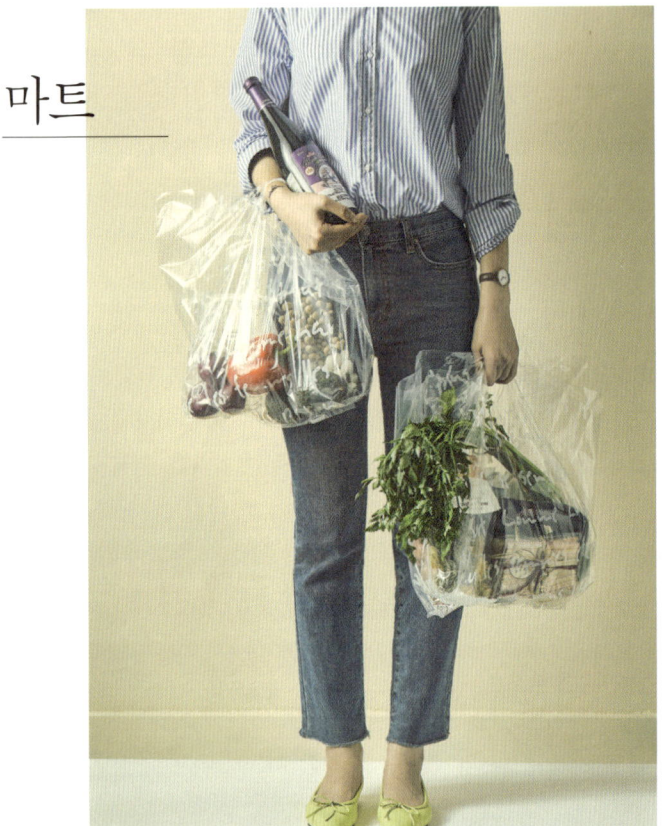

자주 가는 곳, 마트 습관을 살짝 바꿔보자

퇴근길 또는 주말에 종종 마트나 시장에 가시나요? 의외로 그렇지 않은 분도 많더라고요. 내가 먹을 식재료를 구입하는 곳인데, 마트나 시장에 가지 않는다면 식사를 어떻게 해결하고 있는 걸까요? 네, 맞아요. 인스턴트 음식을 사 먹거나 배달 음식을 시키는 일이 잦다는 이야기겠죠.

그런 분들이 제일 먼저 해야 할 일은 이것입니다. 휴대폰에 있는 배달 앱을 지우고, 냉장고에 붙어 있는 배달 책자를 과감히 버리세요. 그것만 해도 배달 음식의 유혹에 빠지는 일이 확 줄어들 거예요. 더 단호하게 결심을 했다면 주방에 있는 라면과 통조림도 처분하세요. 그냥 버리기 아깝다면 주변 사람들에게 나눠주시고요.

그리고, 퇴근길에 한 번씩 마트에 들르는 연습을 해보세요. 건강하고 예뻐지는 마트 습관을 이제부터 알려드릴 테니까요.

마트에서 갈 곳은 세 군데뿐

마트에 갈 때는 채소 코너, 해산물 코너, 과일 코너, 딱 이 세 군데만 간다고 생각하세요. 세 곳을 돌면서 꼭 사고 싶은 '메인 재료'를 정합니다. 그리고 메인 재료에 맞는 '부재료'를 추가로 구매하는 식으로 장을 보는 거예요. 예를 들어 채소 코너에서 제철 세일을 하는 가지를 메인 재료로 선택했다면, '가지를 구워서 먹어볼까?'라고 메뉴를 정한 다음, 위에 올리고 싶은 치즈를 부재료로 추가 구입하는 식이지요.

먼저 건강한 메인 재료를 선택하고, 거기에 맞는 메뉴를 구성하는 거예요. 퇴근길에 마트에 들러 오늘 먹을 채소를 사는 것, 그게 바로 제가 추천드리는 건강한 마트 습관이랍니다.

너는 이름이 뭐니?

마트에 가면 채소별로 이름표가 붙어 있지요. 그 이름들을 유심히 살펴보세요. 근대, 치커리, 케일, 겨자 잎, 뉴그린… 하나하나 이름을 알게 되면 한결 더 그 아이들과 친밀해진답니다. 식당에서 보면 반갑기도 하고, 한번 사보게 되기도 하고, 효능을 검색해보게 되기도 하고요.

새로운 걸 사보는 기쁨
: 낯설어서 안 샀던 마트 채소 5

채소 살 때 어떤 것들을 구입하시나요? 저는 '채소에 재미를 느껴야' 더 맛있게, 꾸준히 먹을 수 있다고 생각하는 편이에요. 사던 것만 사면 어느 순간 질리기도 하고 재미가 떨어지거든요. 이번 일주일 동안에는 지금까지 한 번도 사지 않았던 채소를 사보는 건 어떨까요? 낯설고 어떻게 먹어야 할지 몰라서 사지 않았을 뿐, 맛도 있으면서 가격까지 저렴한 채소 5가지를 소개합니다. 힘 안 들이고 간편하게 먹을 수 있는 법도 추천드릴게요.

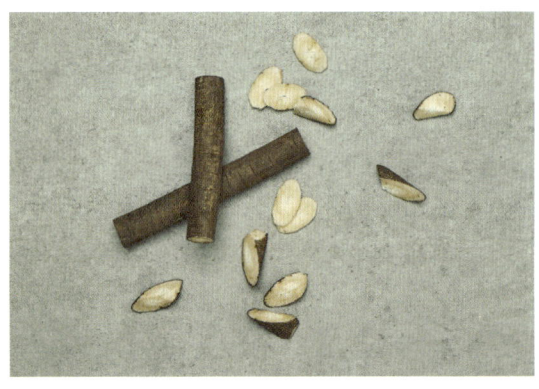

1. 우엉
마트에서 굵은 나뭇가지처럼 보이는 것을 발견했다면 그게 바로 우엉이에요. 우엉은 식이섬유가 풍부해 변비를 없애고 피부를 깨끗하게 해요. 항암, 항균 작용까지 해서 독소 배출을 돕고 붓기도 빠지게 하죠. 껍질은 칼등으로 긁거나 필러로 벗기면 됩니다. 적당한 크기로 잘라서 밥을 지을 때 같이 넣어보세요. 밥이 향긋해지고, 쌀의 탄수화물이 적게 흡수되도록 도와줍니다. 그냥 가늘게 채 썰어 생으로 먹어도 좋아요. 마요네즈에 살짝 찍어 먹으면 멈출 수 없을 정도로 매력이 있어요.

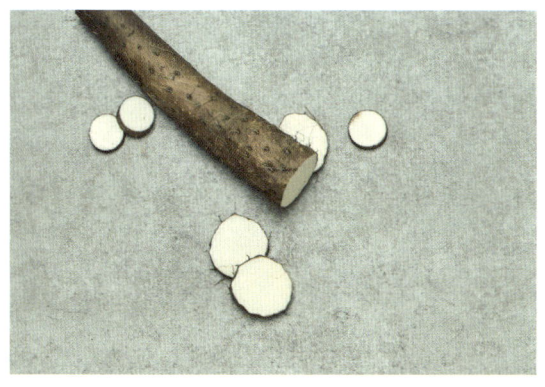

2. 마

마는 '이너 뷰티 채소'라고 소개하고 싶어요. 영양소 흡수가 잘되게 해서 면역력을 높이고, 끈적한 뮤신 성분이 세포들을 활발하게 해서 노화 방지에도 도움을 주죠. 몸속의 나트륨을 빼내고 피로 회복에도 좋아요. 운동을 하는 분이라면 운동 전에 생 마를 우유와 꿀을 넣고 갈아서 마셔보세요. 몸의 긴장을 완화시키기 때문에 운동 효과를 높여준답니다. 저는 올리브 오일에 마를 굽고 살짝 허브 솔트를 뿌려서 먹는 걸 좋아해요.

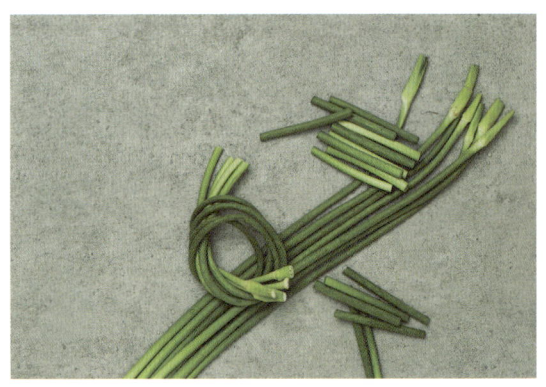

3. 마늘종

마늘종은 비타민C가 굉장히 풍부해서 면역력 향상에 좋고, 따뜻한 성질이 있어서 몸이 차가운 분에게도 추천해요. 잘게 다져서 볶음밥에 넣으면 아삭해서 정말 잘 어울리고요. 고기와 함께 구워 먹으면 콜레스테롤 배출도 도와주지요. 저는 가볍게 볶아서 샐러드 토핑으로 올리는 걸 좋아한답니다.

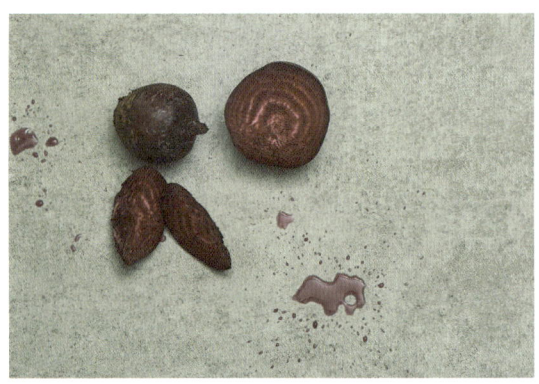

4. 비트

'빨간 무'라고도 불리는 비트는 철분이 풍부해서 빈혈이 있거나 저혈압인 분에게 좋아요. 또 피를 맑게 하고 피로 회복에도 도움을 줍니다. 주스로 갈아 마시는 게 가장 좋은데, 번거롭다면 그냥 한입 크기로 썰어서 물에 우려서 드세요. 주말에 미리 썰어서 통에 보관해두고 외출할 때 한 조각씩 물통에 쏙 넣으면 아주 간편하게 비트의 영양소를 섭취할 수 있어요.

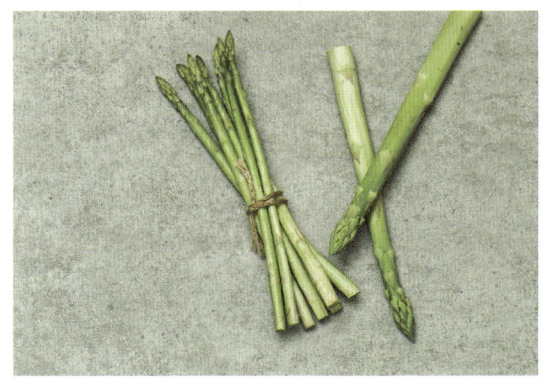

5. 아스파라거스

요즘엔 아스파라거스를 마트나 시장에서 쉽게 구할 수 있어요. 지방 흡수를 막아주기 때문에 고기를 먹을 때 함께 먹으면 좋아요. 각종 미네랄과 아미노산인 아스파라긴산이 해독 작용을 해서 우리 몸을 깨끗하게 합니다. 물에 데치거나 올리브 오일에 살짝 구워서 고소하게 먹어도 좋고요. 변비 때문에 고민인 분은 생 아스파라거스, 사과, 요구르트를 갈아서 쾌변 주스를 만들면 효과를 볼 수 있을 거예요.

여자에게 좋은 5가지 채소

사실 여성에게는 모든 채소가 좋은데요. 그중에서도 여자에게 좋은 영양소가 특히 많아 꼭 추천하고 싶은 5가지를 소개할게요.

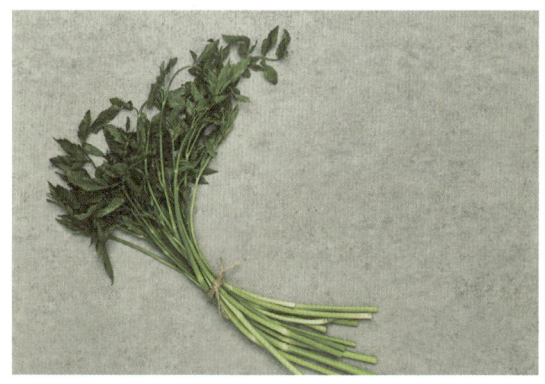

1. 미나리

강력한 해독 작용을 하는 미나리는 간을 정화해서 피로 회복을 돕고, 미세먼지로 산성화된 몸을 알칼리성 성분으로 중화해주기도 해요. 여성의 냉증 치료에도 아주 좋은 채소랍니다. 저는 봄에 제철인 쭈꾸미 샤브샤브를 즐겨 먹는데요. 그때 나오는 미나리를 몇 번이나 리필할 정도로 좋아해요. 그런데 미나리랑 같이 술을 마시면 잘 안 취하더라고요. 그 정도로 간 해독이 뛰어난 거겠죠? 보통은 국이나 찌개에 넣지만 저는 그냥 간편하게 샐러드를 만들어 생으로 먹거나 쌈 채소로 활용하는 걸 추천해요.

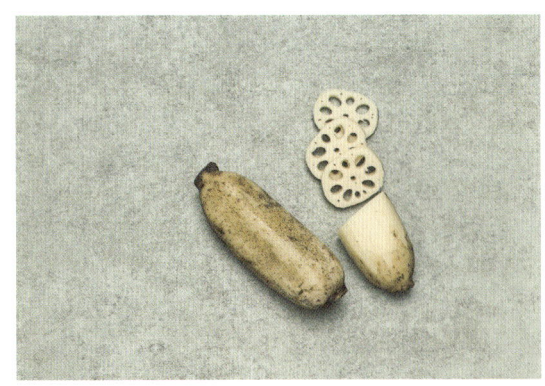

2. 연근

레몬보다 비타민C가 풍부한 연근은 피부 미용과 피로 회복에 좋아요. 또, 타닌 성분이 위장을 튼튼하게 해서 소화기 염증 개선에 효과가 있어요. 자궁과 대장 건강에 좋고, 심신 안정에도 도움이 된답니다. 보통 간장에 졸여 반찬으로 많이 먹지만 데치거나 구워서 샐러드 토핑으로 활용하면 정말 간편하고 맛있어요. 구워 먹는 연근 레시피는 126쪽을 참고하세요.

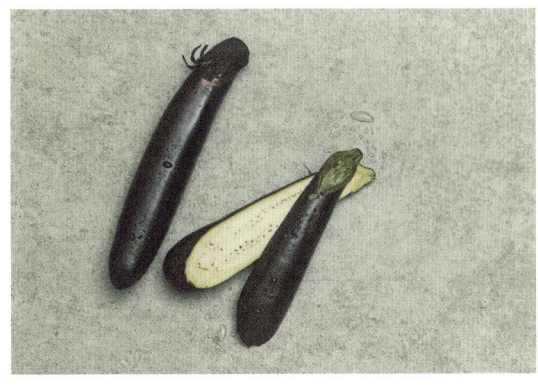

3. 가지

다이어트를 자주 하는 분이라면 가지를 꼭 챙겨 드세요. 다이어트할 때 쉽게 오는 빈혈, 푸석한 모발과 피부, 변비 등의 부작용을 탁월하게 예방해줍니다. 햄처럼 얇게 썰어서 팬에 구운 다음 밥이나 고기를 싸서 먹는 방법을 가장 추천해요. 물컹한 식감이 없어서 누구나 먹기 편하고 고소한 맛이 정말 일품이거든요. 구워 먹는 가지 레시피는 122쪽을 참고하세요.

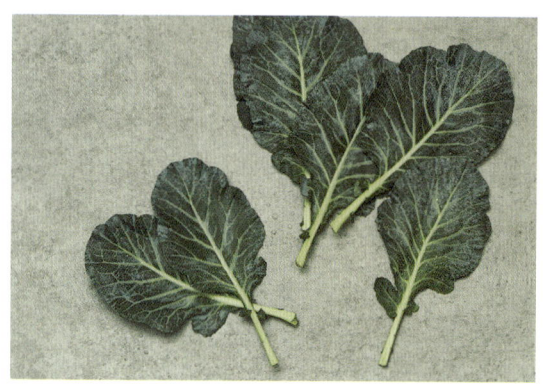

4. 케일

'칼슘의 여왕'이라 불리는 케일은 베타카로틴 함량이 쌈 채소 중에서 가장 높아 강력한 항산화 작용을 해요. 면역력 향상은 물론이고 피와 장을 깨끗하게 합니다. 이렇게 좋은 채소이니 고기를 싸 먹을 일이 생기면 두 장씩 겹쳐서 쌈을 만드세요! 쌈으로 먹는 것보다 더 많이 먹으려면 과일과 함께 주스로 갈아 마시는 게 가장 좋겠죠. 케일이 들어간 주스 레시피는 152쪽을 참고하세요.

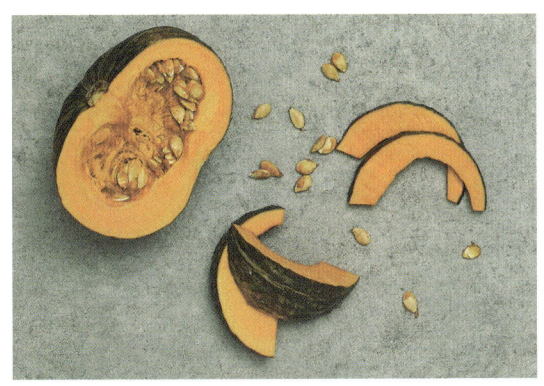

5. 단호박

단호박은 칼로리가 낮은데도 포만감이 높아 폭식을 예방하기 때문에 다이어트에 좋아요. 또 수분과 섬유질이 풍부해서 변비 증상을 완화해 주지요. 피부 트러블을 예방하고 콜레스테롤 수치를 낮추는 효능도 있어서 다이어트 식단에 빠질 수 없는 채소예요.

보통 쪄서 먹거나 튀김, 구이, 조림으로 먹는데 찐 단호박을 우유와 함께 갈아 마시거나 가늘게 채 썰어서 생으로 섭취하는 것도 좋아요. 저는 단호박을 쪄서 한 번 먹을 만큼씩 위생봉투에 소분해 냉동보관하고, 필요할 때마다 꺼내서 우유, 견과류와 함께 갈아서 아침 대용으로 마셔요. 바쁠 때 간편하고 든든하게 식사할 수 있어서 좋고, 아침에 붓기가 빠르게 빠지는 느낌이에요.

첫 일주일 어떠셨나요?

도시의 삶 속에서 한 치의 오차 없이
매일 지속하기가 쉽지만은 않았을 거예요.
아무리 간단한 습관이라고 해도 말예요.

우리는 회사에서 바쁘게 일을 해야 하고,
사람들을 만나 식사를 해야 하고,
또 주변엔 맛있는 음식들이 정말 많으니까요.

하루 종일 물 한 잔 마시지 못한 날도 있고,
건강한 아침식사는커녕 빈속에 독한 커피를 들이부은 날도 있고,
스트레스 때문에 마트에서 인스턴트 음식과 과자만
잔뜩 사온 날이 있었을지도 모르죠.

'내가 그렇지 뭐' 하고 포기하진 말았으면 해요.

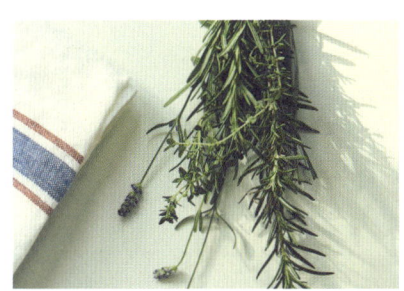

그 하루로 이전의 날들이 물거품이 된 건 아니거든요.

다음 날부터 다시 시작하면
며칠간의 습관을 기억하고 있던 몸은 금방 다시 돌아온답니다.
그렇게 몇 번 연습하다 보면
점점 더 빨리 되돌아가는 몸으로 단련이 되죠.

그러니 절대 '망했다'고 생각하지 마세요.
이미 우리 몸속에는
채소 습관을 기억하는 세포들이 생겨났으니까요.

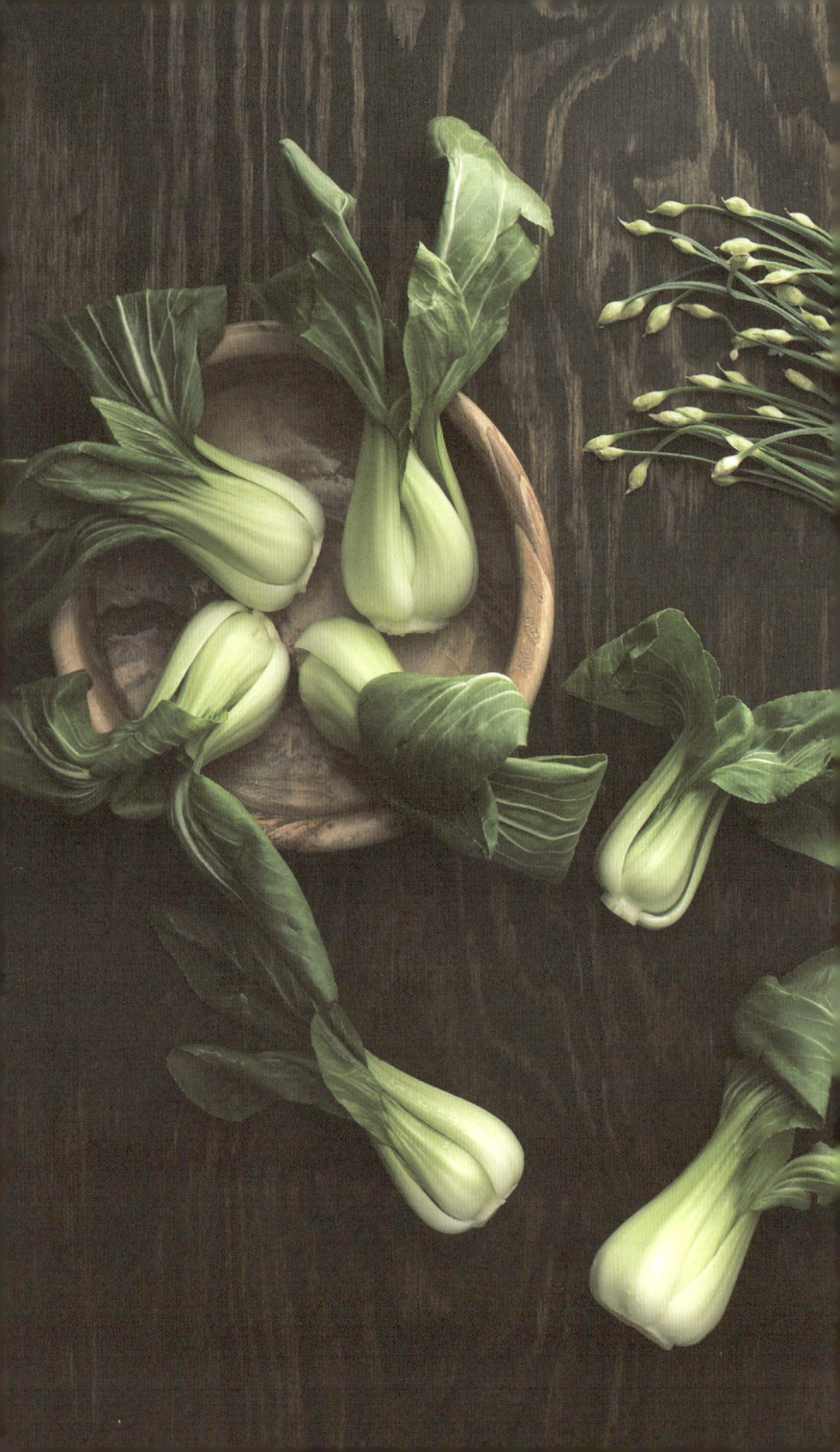

PART 3.

반찬으로 먹어서 어느 세월에!
채소 쉽게 많이 먹는 법

냉장고에 넣으면 어차피 버리게 될 텐데…

'잘 해먹어야지!' 하면서
의욕에 넘쳐 이것저것 채소를 샀던 때도 있을 거예요.
그런데 바빠서 못 먹고,
귀찮아서 편의점에서 간단히 때우고….
샀던 걸 다 썩혀서 버린 경험도 많겠죠.

그걸 반복하면서
우리는 이런 결론에 다다르게 되었을 겁니다.
'차라리 사지를 말자.'

냉장고에 썩은 음식을 만들기는 싫지만
채소 섭취 대책은 필요하다고 생각하는 분들에게
그날 사서, 그날 바로 모두 소진할 수 있는 방법들을
알려드리려고 합니다.

데치거나 졸여서 반찬으로 만들지 마세요.
갈아서, 구워서, 다져서 먹으면
정말 간편하게, 엄청 많은 양을, 맛있게 먹을 수 있어요.

갈아서

다 넣고 갈기만 하면 만들어지는 한 끼

성인의 하루 채소 권장량은 350g이에요. 한 장의 잎채소를 1g으로 계산한다면 대략 350장의 잎채소를 섭취해야 한다는 거죠. 고기 쌈이나 샐러드로 350장의 잎채소를 하루에 다 먹을 수 있나요? 아마 불가능할 거예요.

쉽고 간편하게 많은 양의 채소를 섭취할 수 있는 방법은 바로 갈아서 마시는 겁니다. 그걸 한 번 끓여서 따뜻한 스프를 만들거나, 밥 위에 그대로 올려 덮밥을 만들 수도 있죠. 썰고, 요리하고, 앉아서 씹는 시간도 쉽게 낼 수 없는 도시인들에게 제가 가장 추천하는 방법이기도 해요.

지금부터 정말 간편하게 하루 채소 권장량을 채울 수 있는 레시피들을 알려드릴게요.

Recipe

별로였던 채소 쉽게 먹기
당근 카레

당근을 생으로 먹으면 딱딱하고, 불에 익히면 물컹거려서 싫어하는 분들도 많지요. 당근을 갈아서 카레와 섞어보세요. 카레 향 때문에 당근 특유의 향도 사라지고, 카레가 더 부드러워져서 부담 없이 먹을 수 있어요.

tip 당근 카레에 우동 면이나 떡볶이 떡을 넣으면 특별한 요리처럼 즐길 수 있어요.

재료 당근 1개, 양파 1/6개, 피망 1/4개, 닭가슴살 1/2덩이, 카레 가루 2큰술, 물 300ml

1. 당근을 한입 크기로 자른 뒤, 블렌더에 물과 함께 곱게 갈아요.
2. 양파, 피망, 닭가슴살은 한입 크기로 썰어주세요. 닭가슴살을 소고기, 돼지고기, 해산물로 대체해도 좋아요.
3. 중불로 예열한 냄비에 오일을 두르고 닭가슴살, 양파를 넣어 볶습니다. 이때 기름기가 부족하거나 탈 것 같은 느낌이 든다면 기름을 더 넣기보다 물을 한두 스푼씩 끼얹어가면서 볶으면 좋아요.
4. 닭가슴살의 색이 하얗게 변하면 카레 가루, 피망을 넣어 약불로 볶아요.
5. 카레 가루와 재료들이 잘 섞이면 갈아둔 1을 부어 센불로 가열합니다.
6. 끓기 시작하면 중약불로 줄인 뒤 저어가면서 적당한 농도가 될 때까지 10분 정도 끓입니다. 우유나 생크림을 1~2큰술 첨가하면 훨씬 부드럽고 고소한 맛이 나요.

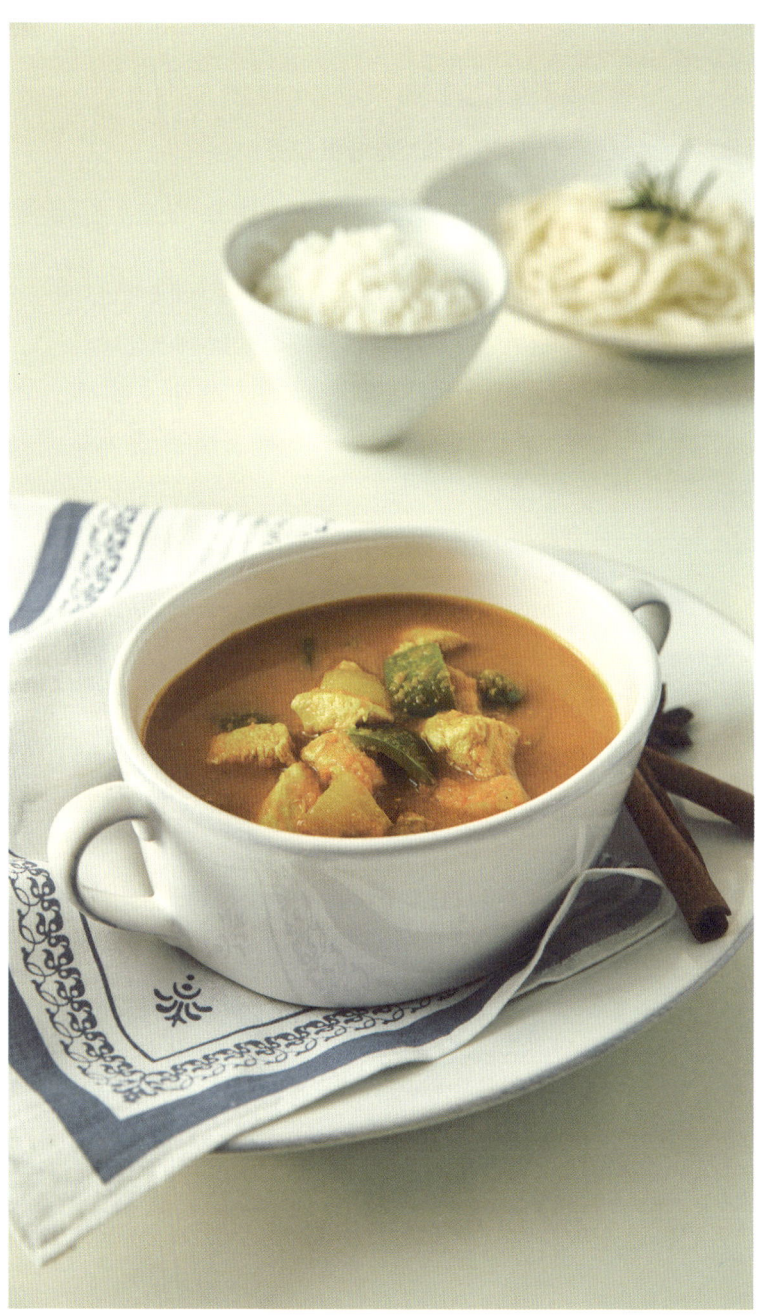

Recipe

따뜻하고 건강한 한 그릇
토마토 수프

토마토는 익혀 먹으면 라이코펜이라는 성분의 흡수율이 높아져서 더 강력한 항산화, 노폐물 배출 작용을 해요. 장 운동도 활발해지게 돕죠. 주스를 만들 때처럼 블렌더에 간 뒤에 냄비에 한 번 더 끓이면 근사한 토마토 수프가 되는데요. 해독 수프이기 때문에 피곤할 때 먹으면 몸이 가벼워지는 느낌을 받으실 거예요.

재료 토마토 1개, 양파 1/6개, 올리브 오일 2큰술, 물 1/2컵, 소금과 후추 약간, 슬라이스 치즈 1장, 월계수 잎 1장

1 토마토는 4등분하고 꼭지를 제거합니다. 단단한 토마토보다 완전히 익어서 물컹한 토마토를 써야 덜 시고 진한 맛이 나요.

2 양파는 2등분하세요.

3 블렌더에 치즈를 뺀 모든 재료를 넣어 곱게 갈아요. 월계수 잎은 바질 가루나 다른 허브 가루로 대체해도 좋아요.

4 냄비에 3을 부어 센불로 끓인 뒤, 보글보글 끓으면 중약불로 줄여서 치즈를 넣어 저어가며 녹여줍니다. 버터나 오일에 볶은 베이컨, 오징어, 새우, 홍합 등을 함께 넣어 끓여보세요. 재료에 따라 아주 다양한 맛의 수프로 즐길 수 있습니다.

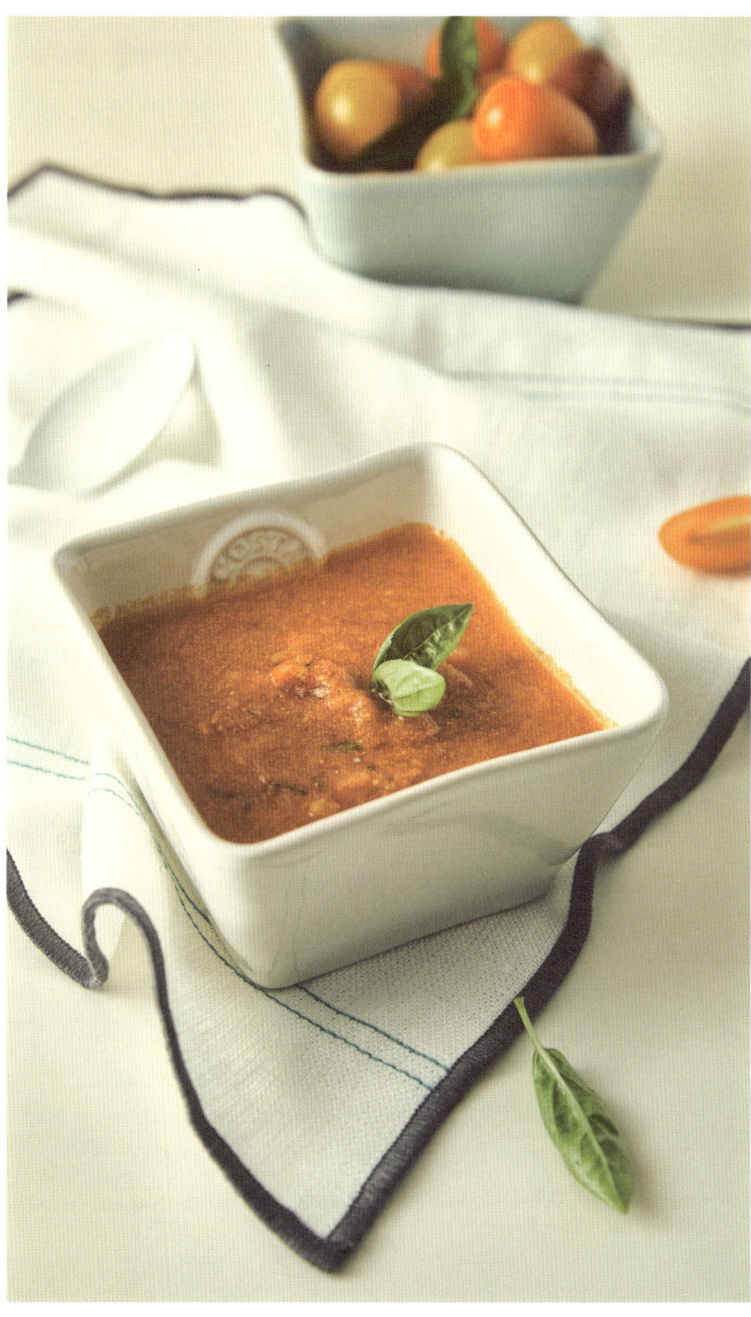

Recipe

5분 안에 만드는 고소한 밥
두부장 덮밥

'밥 한 끼 뚝딱'이라는 수식어가 정말 잘 어울리는 한 그릇을 소개할게요. 두부를 갈아서 덮밥 소스로 만드는 건데요. 아주 간편하게 단백질 가득한 식사를 할 수 있고, 냉장보관해두었다가 바쁠 때 끼니를 해결하기도 좋아요.

tip 찐 고구마나 찐 단호박을 같이 섞어서 갈아도 아주 맛이 좋아요.

재료 두부 1/2모, 다진 마늘 1작은술, 고추장 1작은술, 된장 1작은술, 올리고당 1큰술, 참기름 1큰술, 물 1큰술, 아몬드 1큰술

1 모든 재료를 블렌더에 넣고 곱게 갈아요. 두부는 판모, 찌개용, 부침용 중 무엇을 사용해도 상관없어요. 또 아몬드 대신 다른 견과류를 넣어도 됩니다. 저는 아몬드를 넣었을 때 맛이 가장 좋더라고요.

2 밥 위에 1을 부은 뒤 전자레인지에서 1분간 데웁니다. 볶은 고기나 볶은 새우를 토핑으로 얹으면 더욱 풍성한 덮밥이 완성됩니다.

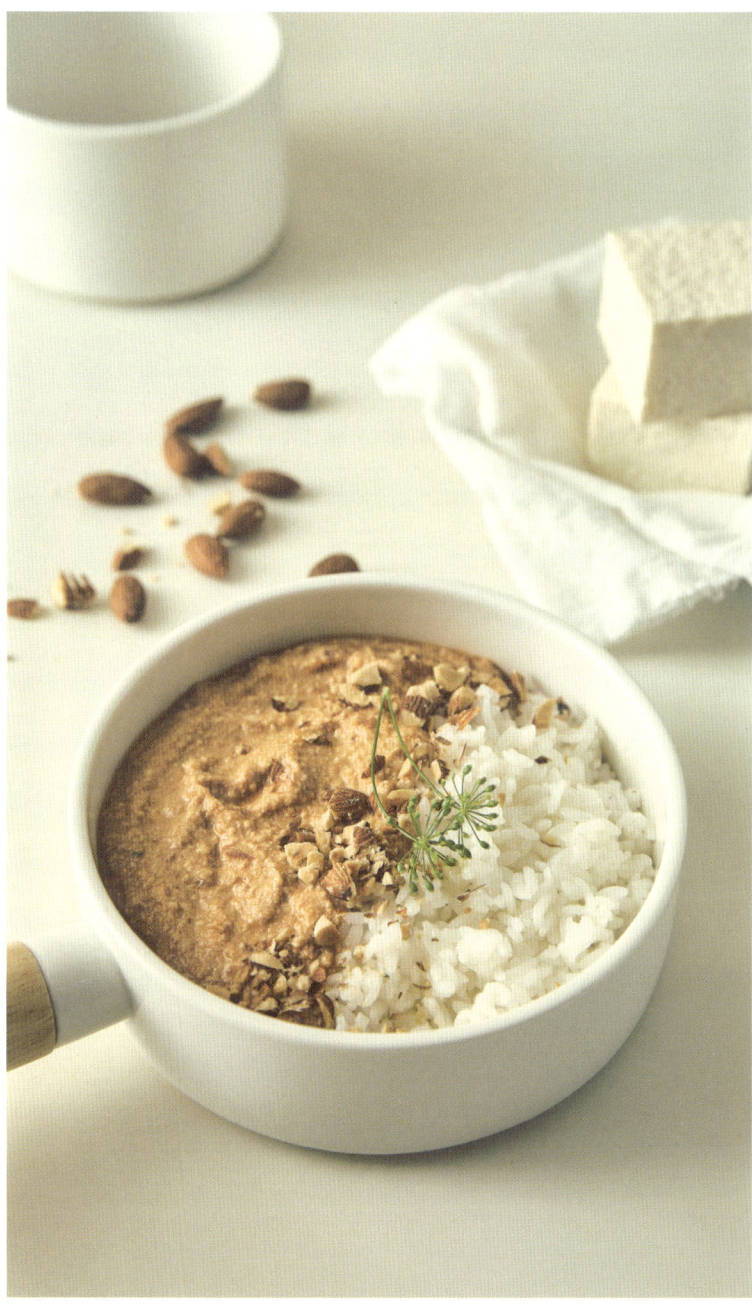

Plus note
착즙기 vs. 블렌더, 뭘 사야 할까요?

'채소를 많이 먹어봐야겠다!'라고 마음먹었다면 꼭 필요한 도구 중 하나가 바로 '믹서기'에요. 간편하게 주스로 섭취하기 원하는 분들이라면 필수 아이템이죠. 어떤 믹서기를 살까 둘러보다 보면 대부분 이 문제에 부딪히게 됩니다. '블렌더? 착즙기? 뭘 사야 하지?'

결론부터 말해서 저는 착즙기보다는 블렌더를 추천해요. 블렌더는 채소를 갈아서 섞는 방식이고, 착즙기는 채소를 압착해서 즙만 추출해내는 방식인데요. 착즙기로 주스를 짜면 건더기가 없기 때문에 목 넘김이 좋아서 선호하는 분들이 있습니다. 그럼에도 불구하고 제가 블렌더를 추천하는 이유는 영양소 섭취 때문이에요. 블렌더는 채소를 통째로 갈아서 마시기 때문에 훨씬 더 풍부한 섬유질과 영양소를 섭취할 수 있거든요.

특히 한 번에 많은 양을 갈아서 보관해두고 마시고 싶은 분들께는 '진공 블렌더'를 추천할게요. 초고속으로 진공 상태에서 갈아주기 때문에 시간이 지나도 맛이 유지되고 갈변 현상, 층 분리 현상(건더기가 아래로 가라앉는 현상)이 생기지 않아요. 그래서 언제든 방금 막 간 것처럼 신선한 맛을 즐길 수 있죠.

갈아 마시면 맛있는 의외의 채소

갈아서 마시는 음식에서 간편하고 영양 가득한 주스를 빼놓을 수는 없죠. 주스라고 하면 보통 사과, 오렌지, 케일, 토마토 등 상큼한 과일과 채소들을 떠올리실 텐데요. 이번엔 정말 '의외의' 채소들 몇 가지를 알려드릴게요. '이걸 갈아 먹는다고?' 싶겠지만 일단 한 번만 도전해보면 매력적인 맛에 푹 빠지실 거예요. 평소에 섭취하기 어려운 채소를 간편하게 많이 먹을 수 있기도 하고요.

Recipe

쌈 채소도 갈아 마실 수 있어요
쌈 채소 그린 주스

고기 구워 먹을 때 곁들이는 쌈 채소는 보통 쌈 싸 먹을 때만 쓰이는 채소라고 생각하시죠? 사실은 값이 저렴하면서 영양가는 듬뿍 들어 있는 훌륭한 모둠 채소인데 말이죠. 쌈 채소가 냉장고에 남아 있으면 시들어서 버리게 되는 경우가 많은데요. 음식물 쓰레기가 되기 전에 후루룩 갈아서 내 몸에 버립시다.

tip 물 대신 편의점이나 마트에서 판매되고 있는 코코넛 워터, 비타민 워터를 사용하면 향긋한 향이 나서 좋아요.

재료 상추 1장, 치커리 2줄, 겨자 잎 1장, 키위 2개, 물 400ml
1 키위는 껍질을 벗긴 후 2등분합니다.
2 상추, 치커리, 겨자 잎은 손으로 4등분으로 찢으세요. 비트 잎, 로즈, 알배추, 당귀 등 다른 쌈 채소로 대체해도 좋아요.
3 모든 재료를 블렌더에 넣어 곱게 갈아요.

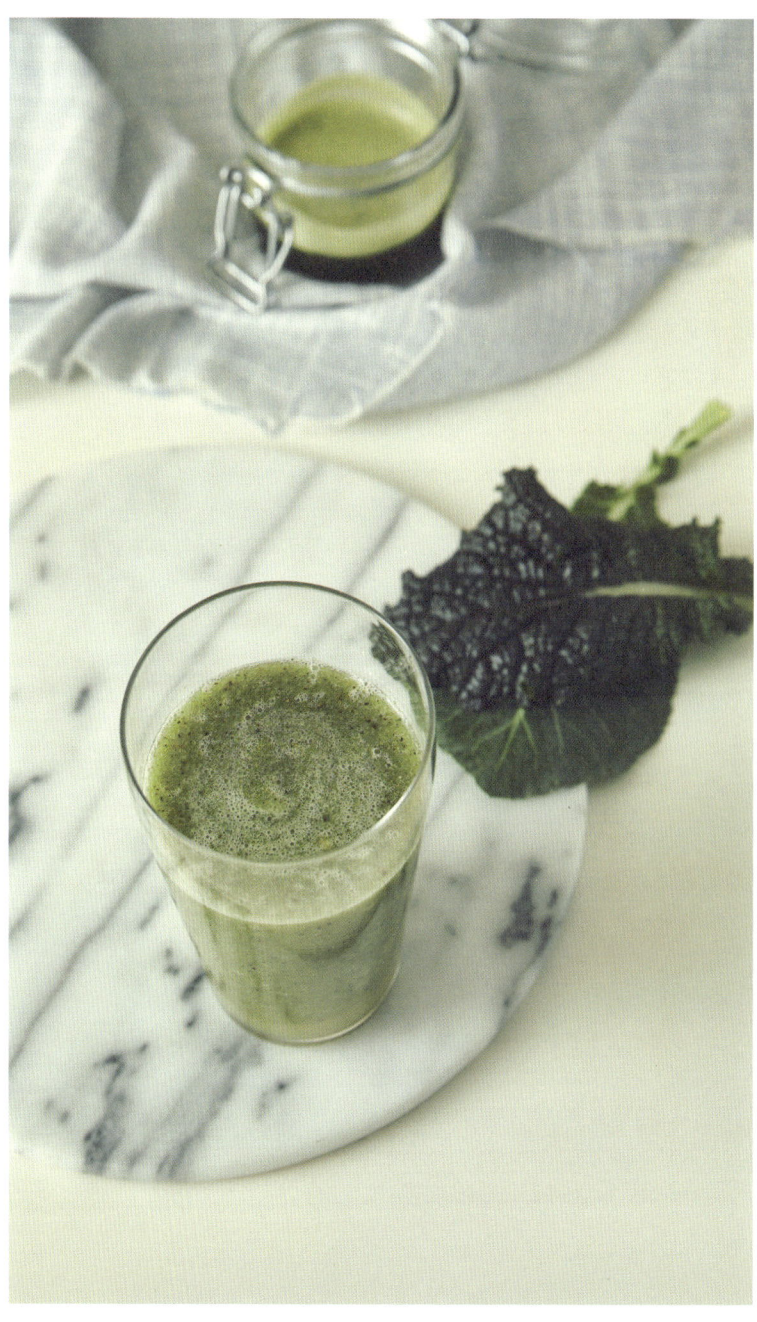

Recipe
깨끗하고 어린 혈관을 위한 우엉 셰이크

네, 맞아요. 김밥 속에 들어가는 그 우엉이고요. 조림 반찬으로 먹던 그 우엉 맞아요. 생 우엉이 어떻게 생겼는지 모르는 분도 많으실 거예요. 굵은 나뭇가지처럼 생겼는데, 마트에 가면 쉽게 구할 수 있답니다. 우엉은 이눌린, 폴리페놀, 섬유질이 풍부해서 혈관을 건강하게 하고, 간 해독 작용을 해서 노폐물을 빼주고 숙취 해소를 도와요. 우유와 함께 갈면 부드럽고 고소해서 아주 맛있게 먹을 수 있습니다.

재료 우엉 7cm, 땅콩 2큰술, 우유 400ml, 꿀 1큰술

1. 우엉 껍질을 칼로 긁어서 제거한 후 3등분합니다. 우엉 껍질은 얇아서 칼로 살짝 긁기만 해도 쉽게 벗겨져요. 또는 알루미늄 포일을 구긴 뒤 표면을 슥슥 긁어주는 방법도 있습니다.
2. 모든 재료를 블렌더에 넣은 뒤 곱게 갈아요.
   땅콩을 다른 견과류로 대체해도 좋아요.

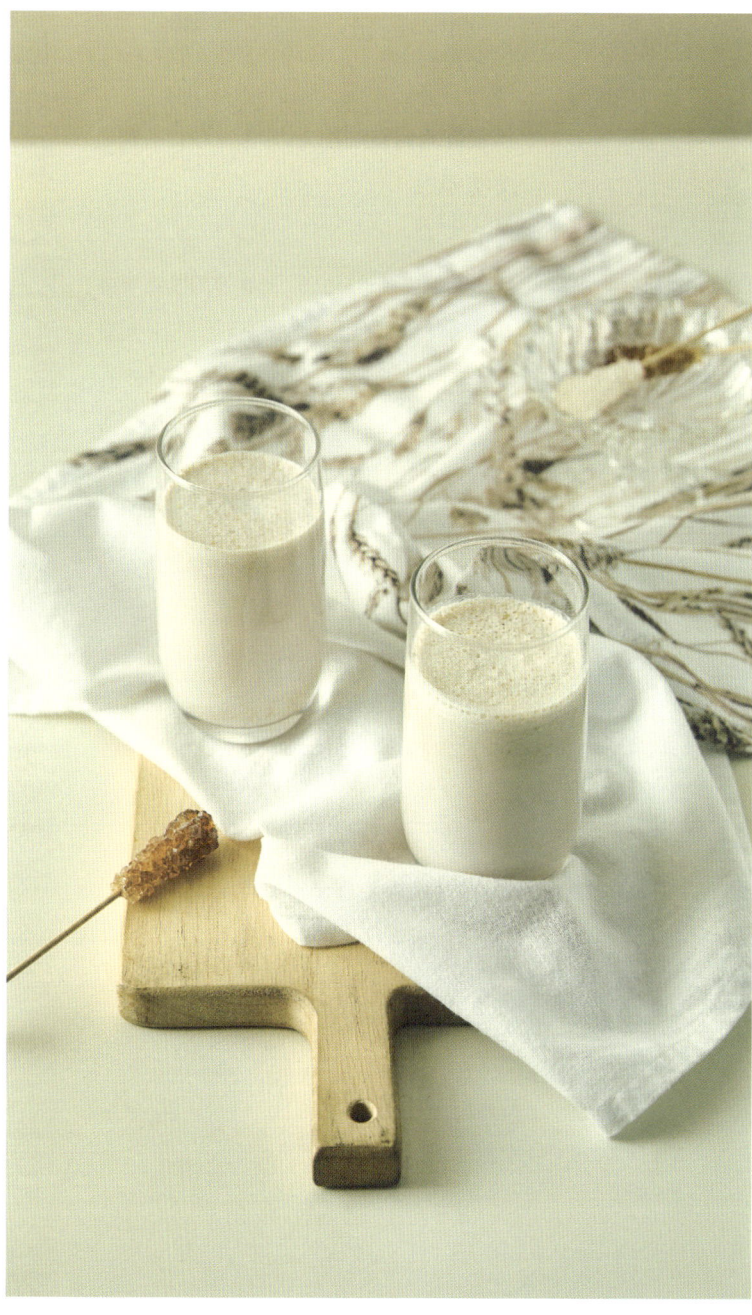

Recipe

염증을 가라앉히는
쑥갓 주스

쑥갓은 빈혈 예방과 피로 회복에 도움이 되고요. 각종 무기질이 풍부해 면역력을 강화하고, 특히 알레르기 질환과 염증을 완화하는 데 좋습니다. 상큼한 오렌지와 함께 갈면 쑥갓 특유의 향이 부담스러운 분도 쉽게 마실 수 있어요.

tip 남은 쑥갓은 잘게 다져서 밥, 참기름, 김 가루와 함께 버무려 주먹밥으로 만들어보세요. 정말 향긋하고 맛있답니다.

재료 쑥갓 2줄기, 오렌지 1개, 물 200ml

1 쑥갓은 3등분합니다. 잎은 떼어내지 않고 같이 활용합니다.
2 오렌지는 껍질을 벗겨 4등분합니다. 키위, 귤, 레몬, 자몽 등 상큼한 과즙이 느껴지는 과일로 대체할 수 있습니다.
3 모든 재료를 블렌더에 넣고 곱게 갈아요.
   물 대신 탄산수를 넣어도 맛이 좋아요.

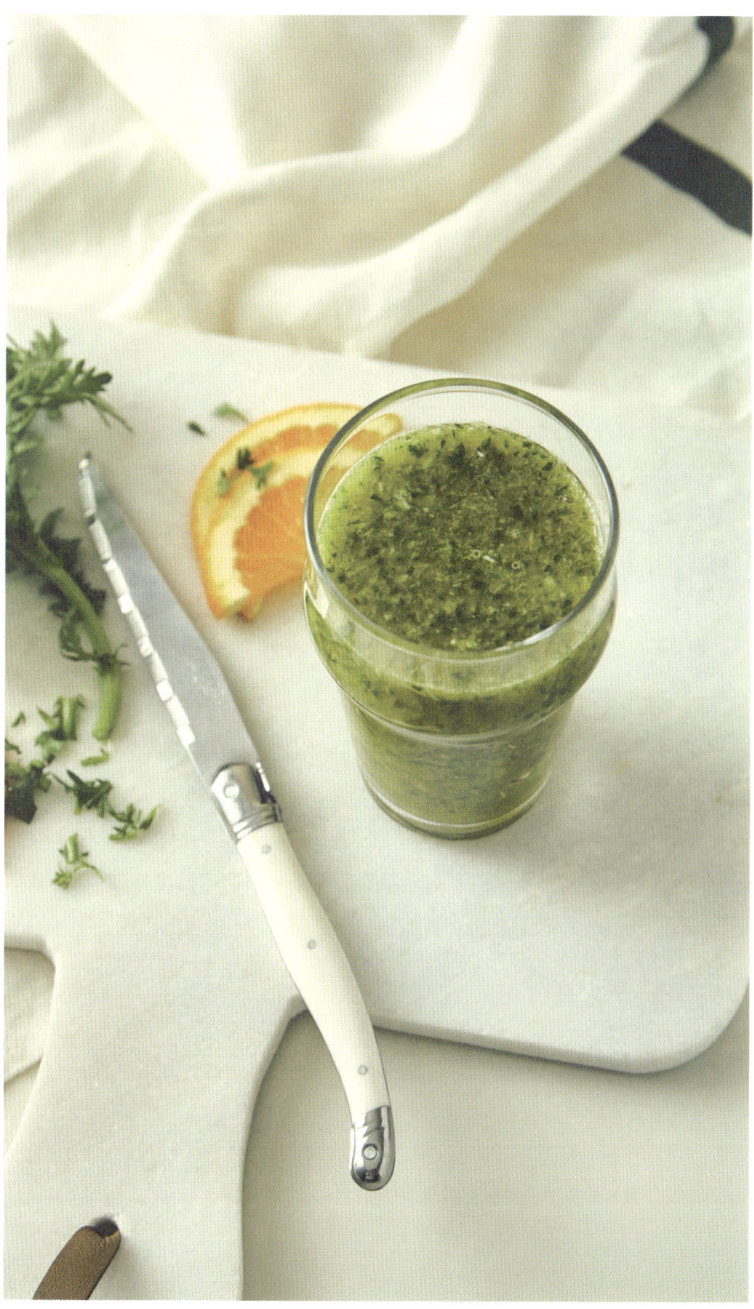

Recipe
노폐물을 밖으로 빼내는
피망 주스

피망은 볶음 요리를 할 때 부재료로 많이 쓰죠. 주재료로 써본 적은 거의 없을 거예요. 피망을 주스로 만들어 먹을 생각을 하는 분은 더욱 없겠고요. 철분, 칼슘, 비타민 등이 풍부한 피망은 신진대사를 원활하게 하고 몸을 정화시키는 효능이 있어요. 거기에 사과와 매실청을 더해서 소화 작용과 나트륨 배출까지 돕는 주스로 만들어볼 거예요. 피망처럼 풋내가 나는 채소는 주스로 만들 때 과일청을 살짝 섞어주면 먹기가 편해집니다.

tip 매실청 대신 다른 과일청을 넣어도 좋아요.

재료 피망 1/2개, 사과 1/2개, 매실청 1큰술, 물 450ml
1   피망은 안쪽의 씨와 심지를 손으로 뜯어 제거한 후 4등분합니다.
2   사과는 껍질째 4등분하세요. 사과 대신 배를 넣어도 좋아요.
3   모든 재료를 블렌더에 넣고 곱게 갈아주세요.

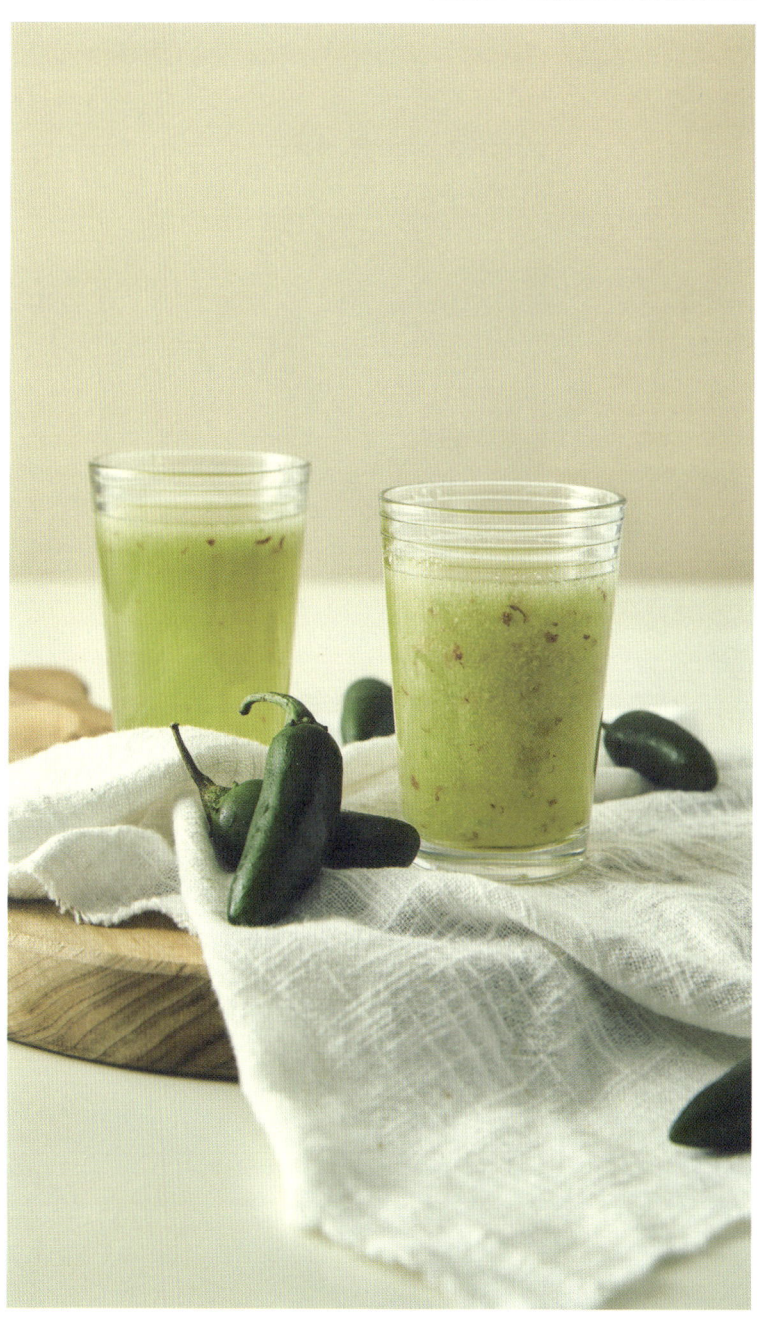

구워서

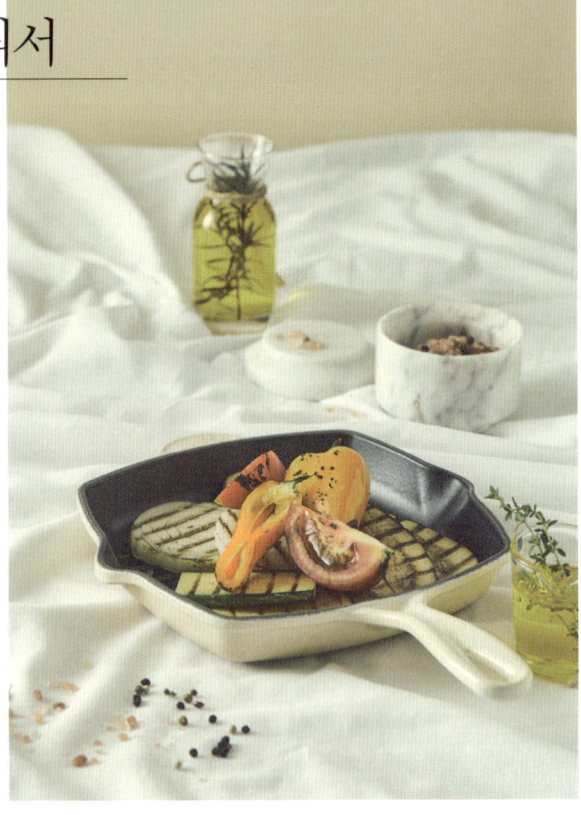

햄처럼 구워 먹는 채소

잠시 상상을 해볼까요. 두 개의 손질된 양파가 있습니다. 하나는 끓는 물에 넣어 익히고요. 하나는 고기 굽는 그릴에 올려서 구웠어요. 자, 여러분은 어느 쪽 양파가 더 맛있을 것 같으세요? 대부분 물에 끓여 물컹한 양파보다는 고소하고 단맛이 도는 구운 양파를 선택하지 않을까 싶어요. 야외에서 바비큐할 때 고기 외에도 양파, 버섯, 감자, 아스파라거스 등의 채소들을 굽잖아요. 그러면 평소에는 잘 먹지도 않는 채소도 술술 잘 들어갈 때가 많죠. 그때처럼 채소를 구워서 먹어보세요. 요리하는 방식은 믹서기에 가는 것만큼 간단합니다. 슬라이스하거나 작게 잘라서, 달궈진 프라이팬에 구우면 끝이에요.

평소에 많은 양을 먹기 어렵지만, 구워 먹으면 정말 맛있어서 술술 들어가는 채소들을 소개해드릴게요.

Recipe

가지의 새로운 발견
구운 가지

가지는 칼륨이 풍부하기 때문에 나트륨 배출에 아주 좋아요. 그런데 가지 안 드시는 분들 정말 많은 것 같아요. 씹을 때 물컹한 느낌이 싫다고 하시더라고요. 가지는 물과 기름을 빨리 흡수하는 성질이 있기 때문에 물에 데치거나 쪄서 나물을 무치면 자연스럽게 식감이 물컹해져요. 그런데 가지를 구우면 수분이 날아가기 때문에 물컹거리는 느낌이 완전히 사라지고 식감이 쫄깃해져요. 가지 특유의 비릿한 향도 날아가고요. '이거 정말 가지 맞나?' 싶을 정도로 180도 바뀌어 있을 겁니다.

tip 나물을 만들 때도 가지를 데치거나 찌는 대신 구운 후에 무쳐보세요. 쫀득한 식감 때문에 훨씬 맛있게 드실 수 있을 거예요.

1 가지를 어슷하게 길쭉한 느낌으로 썰어요. 두께는 0.5~1cm 정도면 적당합니다. 가지는 익히면 호물호물해지기 때문에 너무 얇게 썰지 않는 것이 좋아요.

2 기름을 두르지 않은 마른 팬을 중불에 달군 후에, 썰어놓은 가지를 펼쳐 얹습니다. 90퍼센트가 수분으로 이루어진 채소라서 기름이 없어도 눌어붙지 않고 잘 구워져요.

3 양면이 노릇하게 구워지면 올리브 오일, 참기름, 들기름 등을 살짝 둘러 버무리거나 기름에 찍어 드세요.

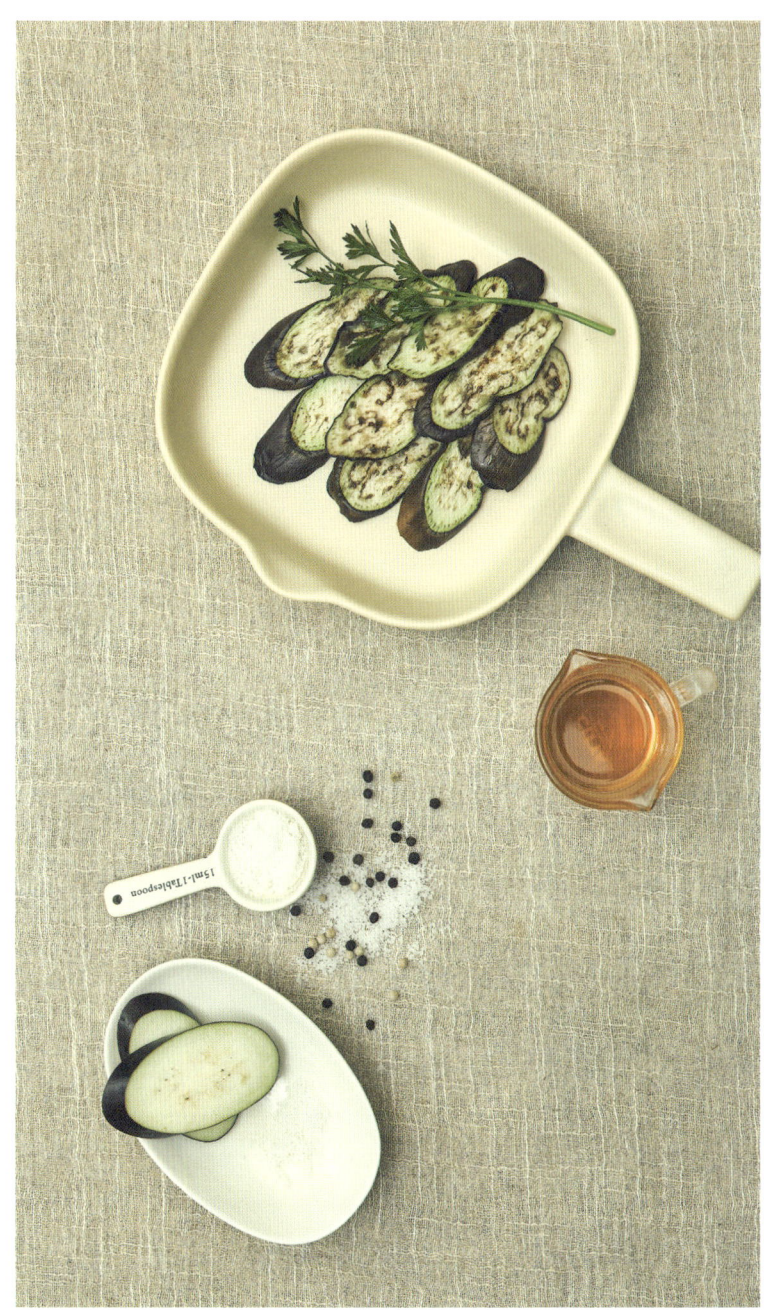

Recipe

고소한 감자 맛이 나는
구운 마

마 구이는 제가 쿠킹 클래스를 진행할 때 가장 좋은 반응을 얻는 메뉴 중 하나예요. 다들 마가 이렇게 맛있는 건 줄 몰랐다며 놀라시죠. '마가 위에 좋다더라' 하는 이야기는 많이 들어보셨죠? 마에는 뮤신이라는 성분이 있어서 위를 보호해주고, 소화를 돕습니다. 그래서 속이 편하지 않은 분들이 마를 생으로 갈아서 셰이크로 만들어 드시는데요. 그런데 끈끈한 식감 때문에 셰이크가 먹기 부담스럽다는 분들께는 구운 마를 꼭 추천하고 싶어요. 구운 감자와 비슷한 느낌이 나면서 겉은 바삭하고 속은 촉촉해서 아주 부드럽고 맛있거든요. 간 해독과 숙취 해소에 도움이 되기 때문에 술 안주로도 아주 좋아요. 생 마는 마트에서 쉽게 구입할 수 있습니다.

---

tip 구운 마를 샐러드나 덮밥 토핑으로 올려도 좋아요. 또 다져서 볶음밥에 넣으면 아이들도 거부감 없이 잘 먹습니다.

1   필러로 마 껍질을 벗깁니다. 끈끈한 점액질 때문에 손이 미끄러질 수 있으니 안전을 위해 도마 위에 얹어놓은 상태에서 깎으세요.
2   1cm 두께의 원형으로 송송 썰어요.
3   올리브 오일을 두른 팬에 중불과 강불로 노릇해질 때까지 굽습니다. 마는 생식도 가능한 채소이기 때문에 굳이 약불로 속까지 익히려고 할 필요가 없어요.
4   소금이나 후추 또는 치즈 가루를 뿌려서 드세요. 간장 양념만 살짝 찍어도 맛있어요.

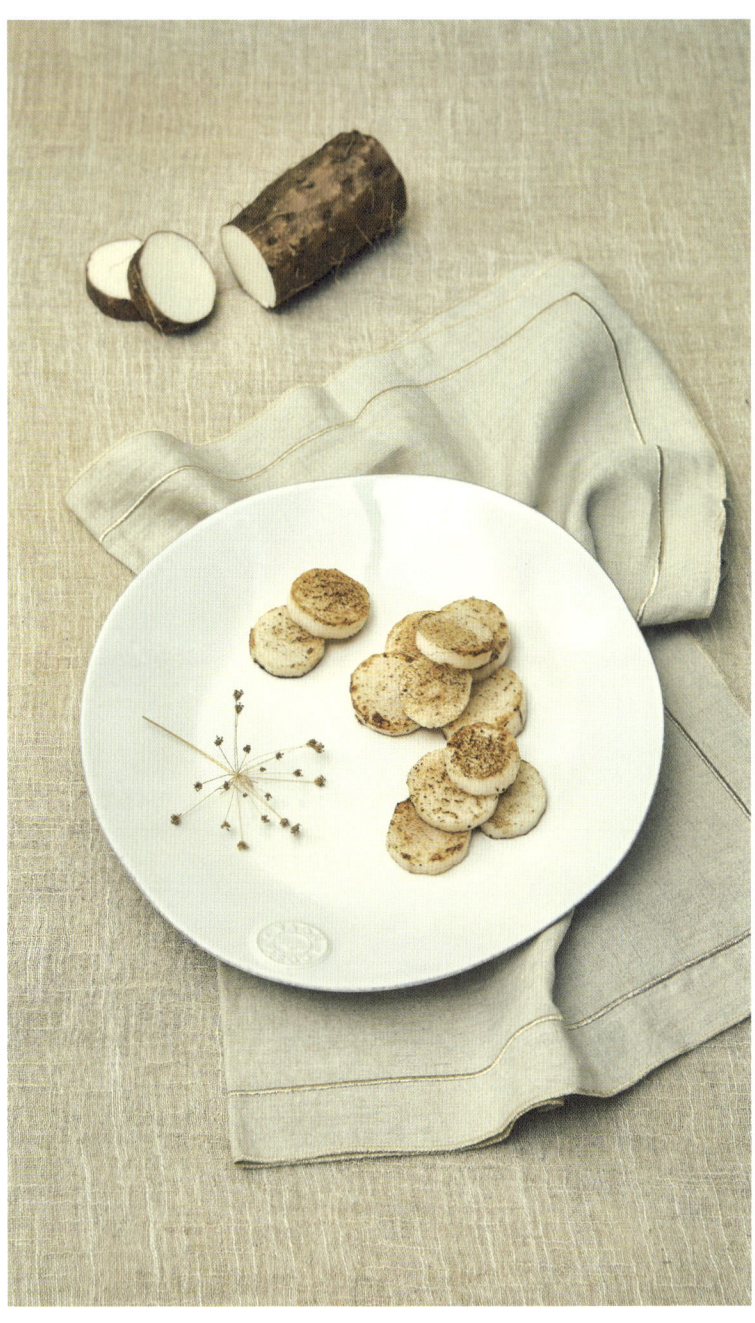

Recipe

담백하고 고급스러운 맛
구운 연근

'연근'이라고 하면 달고 짭조름한 양념에 졸인 연근 조림을 떠올리시겠죠? 반찬으로 먹으면 한 끼에 많이 먹어봐야 서너 조각입니다. 하지만 구워서 먹으면 연근 본연의 깨끗한 맛을 즐길 수 있고, 요리도 조림에 비해서 100배 정도 간편하답니다. 연근의 이눌린 성분은 췌장의 인슐린 분비를 도와서 혈당을 조절해주고 혈관을 건강하게 하는 역할을 해요.

tip 이건 연근 구이를 특별하게 즐기는 저만의 팁인데요. 마트에서 파는 명란 알을 사와서 연근 구멍에 쏙쏙 채워보세요. 정말 매력적인 조합이어서 자꾸 먹게 되더라고요.

1 필러로 연근 껍질을 벗깁니다.
2 0.5~1cm 두께의 원형으로 썰어요. 바로 앞에서 소개한 마는 부드러워서 칼질이 잘 되지만 연근은 질긴 섬유질로 꽉 차 있기 때문에 단단한 느낌이 나요. 그래서 안전을 위해 칼질을 할 때 한 번에 자르기보다 톱질하듯이 쓱싹쓱싹 썰어주세요.
3 오일을 둘러 중불로 예열한 팬에 앞뒤로 노릇하게 굽습니다.

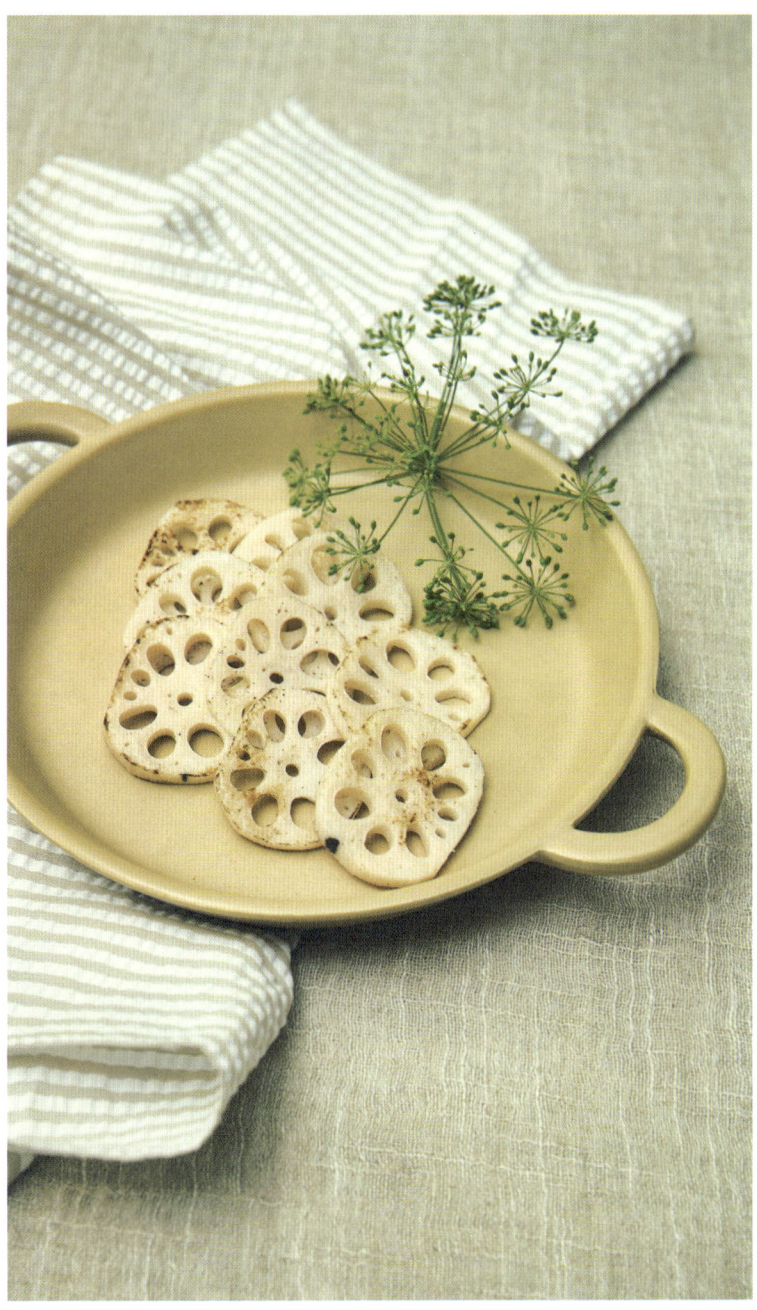

Recipe

고기에 잘 어울리는 구운 애호박

고기 구워 먹을 때 버섯, 양파, 마늘도 같이 굽는 경우가 많잖아요. 이때 슬라이스한 애호박을 함께 구워보세요. 적당히 아삭한 느낌과 고소한 맛도 좋고, 나트륨과 콜레스테롤 배출을 돕는 성분이 있기 때문에 영양 면에서도 고기와 곁들이기 아주 좋아요. 나물로 무치거나 전을 부치는 것보다 훨씬 간편하고요.

1   호박전 부칠 때처럼 0.5~1cm의 두께로 동그랗게 썰어요.
2   애호박은 수분이 많기 때문에 처음부터 기름 두른 팬에 구우면 기름을 금방 흡수해요. 마른 팬에 구운 후 기름은 맨 마지막에만 살짝 넣어야 담백한 맛을 즐길 수 있습니다.
3   양면이 노릇해지면 그때 기호에 맞게 소금과 후추를 살짝 뿌리고 오일을 가볍게 두르세요. 참기름이나 들기름도 좋아요.

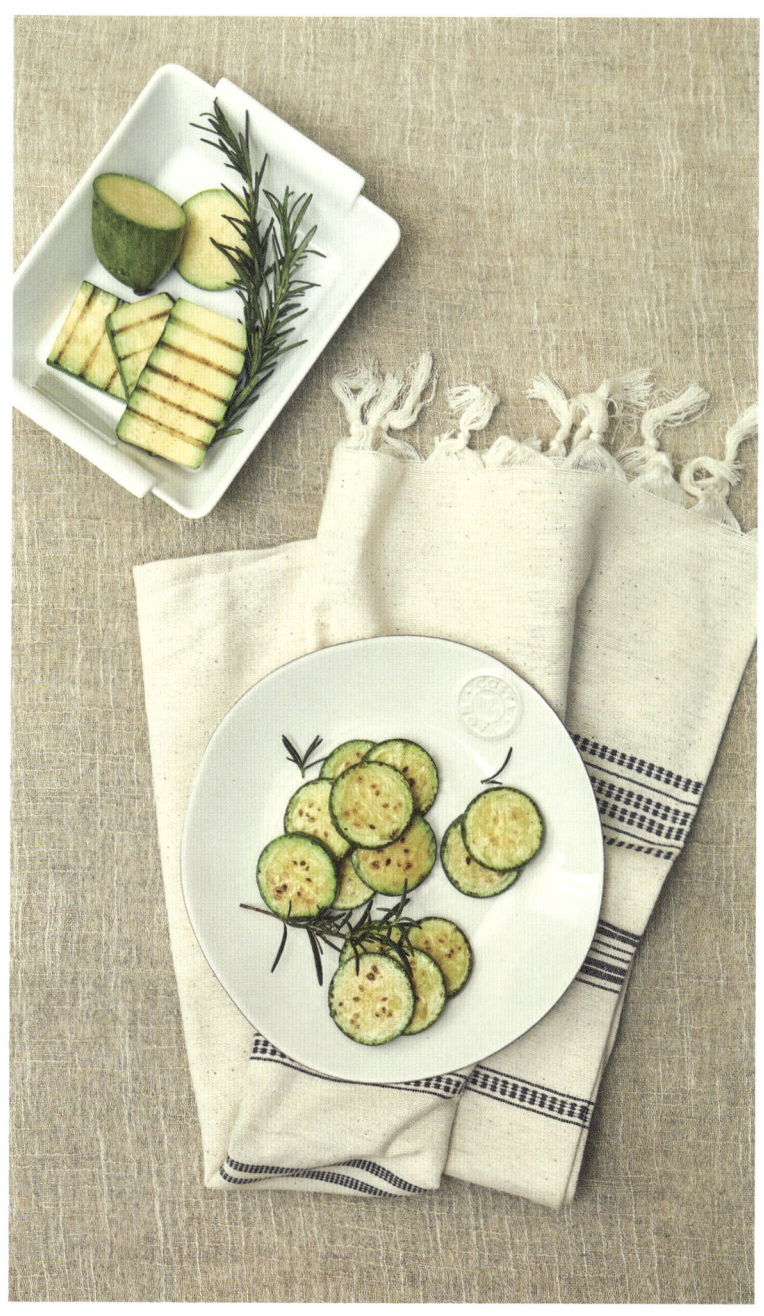

Recipe

영양소 폭탄
구운 마늘종

아마 '뭐라고? 마늘종을 구워 먹는다고?' 하실 거예요. 마늘종이라는 의외의 재료를 꼭 소개하고 싶었던 이유는 정말 영양소가 뛰어나기 때문이에요. 마늘종에는 알리신이라는 성분이 풍부해 면역력을 강화해주고, 피로 회복과 다이어트에도 도움이 됩니다. 게다가 살균 작용까지 해서 우리 몸속을 깨끗하게 하죠. 마늘종은 마늘의 꽃줄기 부분인데요. 마늘만큼 막강한 영양소를 지니고 있어요. 생으로 먹으면 아리고 씁쓸한 맛이 있는데, 구우면 그 맛이 완전히 사라집니다. 고소하고 쫄깃해져요. 고기 구울 때 곁들이는 것도 강력 추천해요.

tip 구운 마늘종은 샐러드 토핑으로 잘 어울리고, 각종 요리에 마늘 대신 활용하기 좋아요.

1   마늘종을 적당한 길이로 썰어요.
2   중불로 예열된 마른 팬에 마늘종을 넣고, 처음엔 물을 한두 스푼씩 끼얹어가면서 익혀줍니다. 매운맛이 빠지고 속이 부드러워지는 과정이에요.
3   진한 초록빛을 띨 때 오일을 둘러 노릇하게 굽습니다. 볶을 때처럼 빠르게 뒤적거리면 풍미가 약해지고 물이 생길 수 있어요. 천천히 굴려가면서 골고루 익혀주세요.

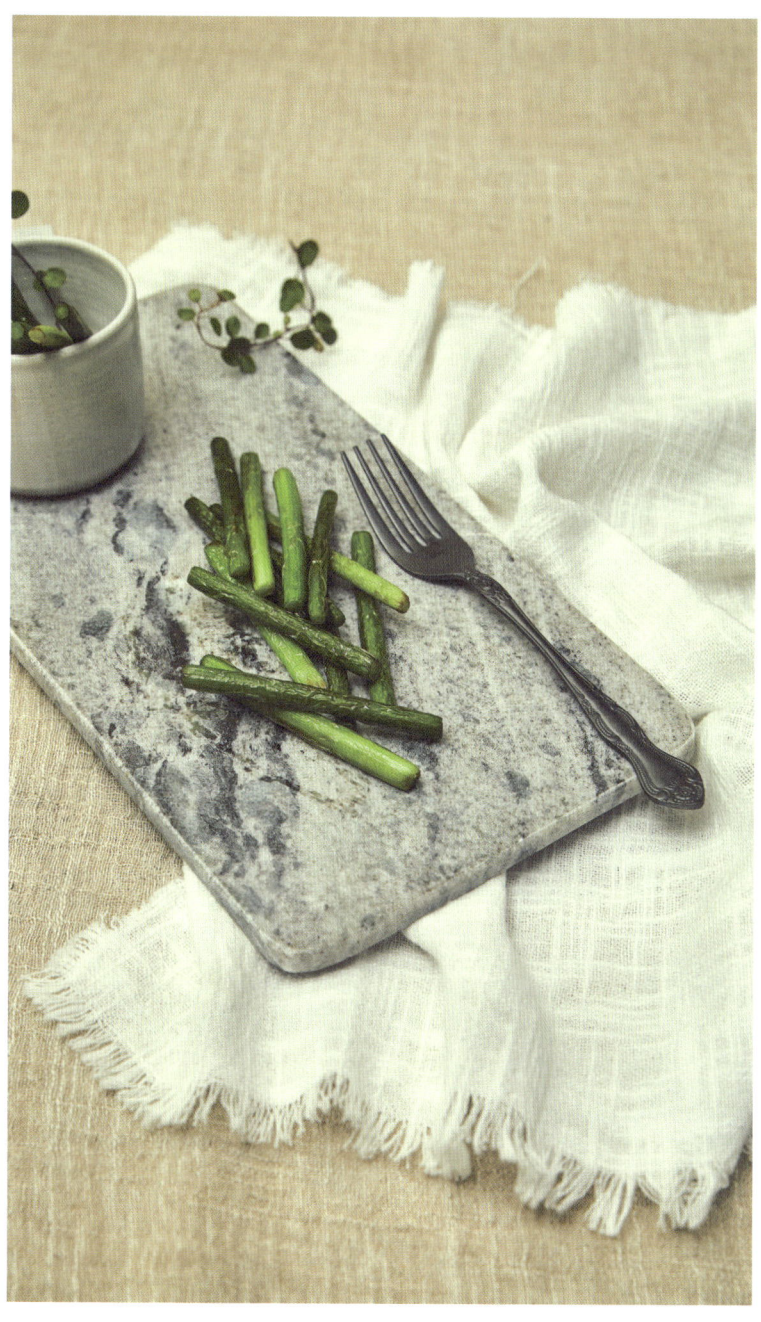

기름 덜 쓰고 맛있게 굽는 노하우

채소는 기름을 흡수하기 때문에 기름을 많이 두르면 그 많은 기름을 다 머금은 채소를 먹게 될 거예요. (솔직히 맛은 있겠지만요.) 저는 보통 초반엔 기름을 두르지 않은 마른 팬에 굽는 편이에요. 기본적으로 채소는 수분을 머금고 있기 때문에 초반에는 눌어붙지 않거든요. 그리고 어느 정도 수분이 빠져나갔다 싶으면 물을 한 숟가락씩 끼얹어가면서 구워줍니다. 이렇게 하면 스팀 효과가 나기 때문에 촉촉하게 구워낼 수 있어요. 그리고 맨 마지막에 올리브 오일, 참기름, 들기름 등을 살짝 둘러 향과 윤기를 내주는 거예요. 맛과 향이 확 살아나기 때문에 별도의 양념장 없이도 아주 맛있게 즐길 수 있습니다.

곁들이면 근사한 소스

구운 채소에는 소금과 후추만 살짝 뿌려도 맛있지만, 색다른 맛을 즐길 수 있는 소스 레시피 몇 가지를 알려드릴게요. 대신 소스를 곁들일 경우에는 구울 때 소금 간을 많이 하지 않도록 주의하세요. 소금 간을 하고 소스까지 더하면 염분 섭취량이 너무 많아지니까요.

소스는 구운 채소 위에 조금씩 얹어서 먹어도 되고, 버무려 먹어도 되고, 찍어 먹어도 됩니다. 소개한 재료를 한 번에 볼에 넣고 잘 섞어주기만 하면 돼요. 토마토 케첩, 허니 머스터드, 마요네즈에 푹푹 찍어 먹을 때보다 조금 더 건강하고 맛있게 즐길 수 있는 소스들입니다.

Recipe

마요네즈 대신
요거트 치즈 소스

채소 풋내를 부드럽게 잡아주기 때문에 어떤 채소에 곁들여도 잘 어울려요. 구운 채소뿐 아니라 셀러리, 당근, 오이 등 아삭한 생 채소를 마요네즈 대신 찍어 먹어도 아주 맛있어요. 요거트가 들어 있어서 칼로리 부담도 확 줄어들고요.

tip 소스의 재료 분량은 1인분을 기준으로 했어요. 인원에 맞게 재료의 양을 조절하세요.

재료 플레인 요거트 100ml(종이컵1/2컵), 다진 마늘 1작은술, 치즈 가루 2큰술, 꿀 1큰술

1   모든 재료를 한곳에 넣어 잘 섞어요.

반찬으로 먹어서 어느 새월에! 채소 쉽게 많이 먹는법   135

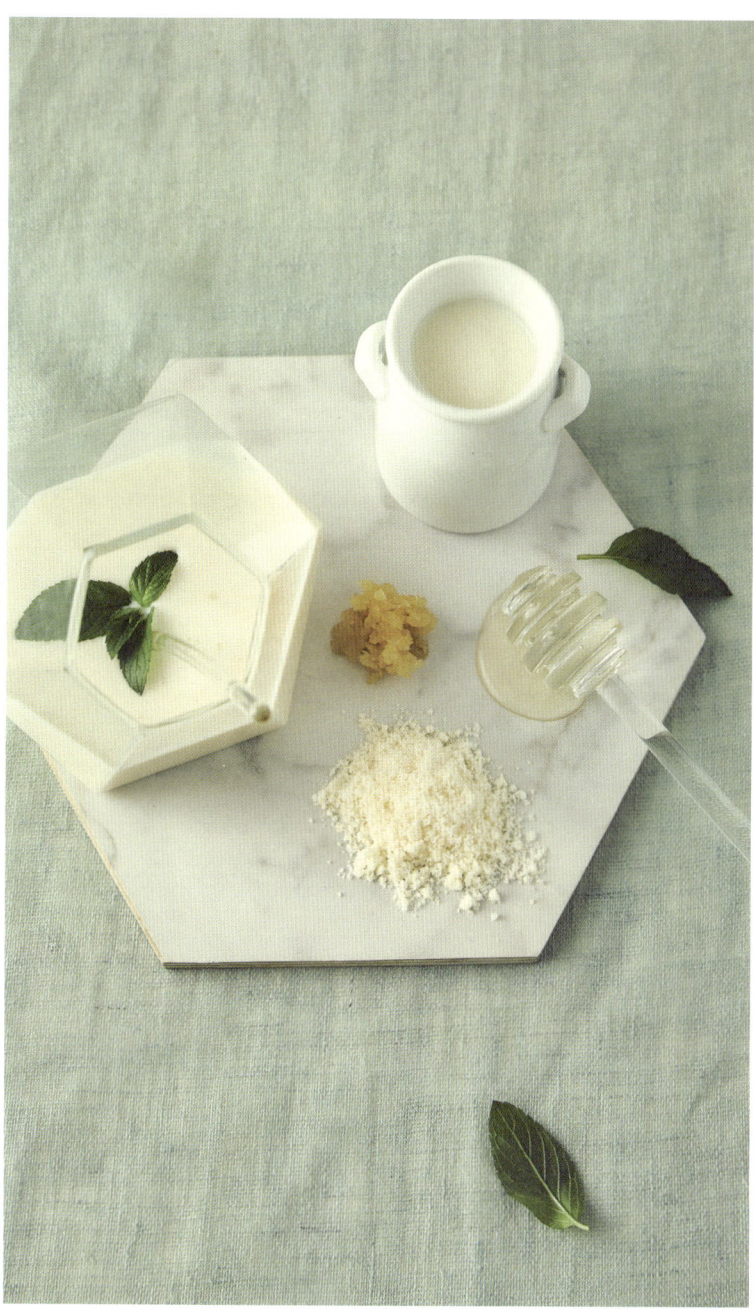

Recipe

입에 착착 감기는 맛
깨 소스

고소한 맛이 강해서 쌉쌀한 맛이 나거나 특별히 향이 강하지 않은 채소와 함께 먹었을 때 풍미를 북돋아주는 역할을 합니다. 쌉쌀한 우엉, 도라지, 더덕과 함께 즐겨보세요. 연근이나 우엉과도 잘 어울려요.

재료 참깨 5큰술, 마요네즈 3큰술, 식초(또는 레몬즙) 1큰술, 간장 1작은술, 꿀 1큰술

1 참깨는 엄지와 검지로 비벼서 부숴주세요. 검은깨를 사용해도 괜찮아요.
2 모든 재료를 한곳에 넣어 잘 섞어요.

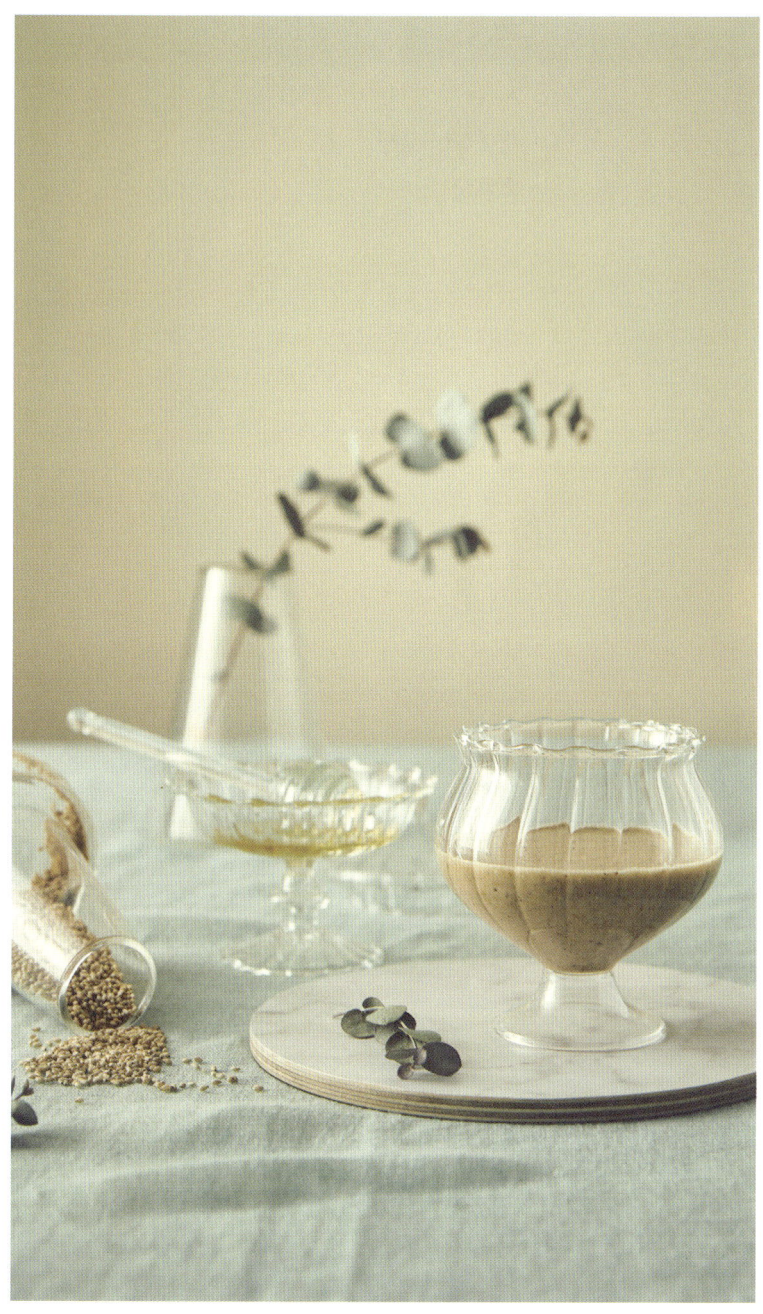

Recipe

상큼함이 팡팡
유자청 소스

채소에 버무리기만 해도 맛이 고급스럽게 변하는 마법의 소스입니다. 청 자체의 당도가 있기 때문에 따로 설탕을 넣을 필요가 없어요. 유자청 대신 매실청, 레몬청 등 다른 청을 써도 됩니다. 알싸한 맛이 나는 잎채소와도 잘 어울리니까 샐러드 소스로도 활용해보세요.

재료 유자청 2큰술, 간장 1큰술, 식초 1큰술
1 모든 재료를 한곳에 넣어 잘 섞어요.

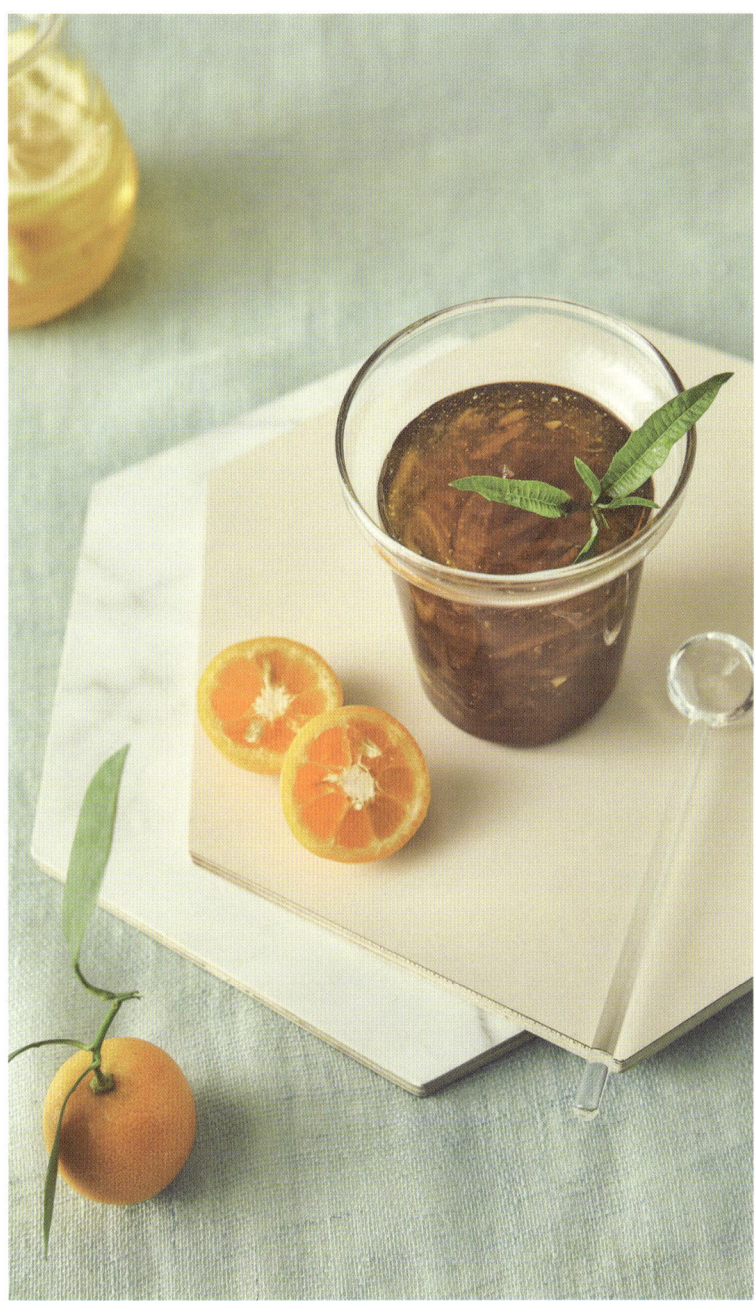

다져서

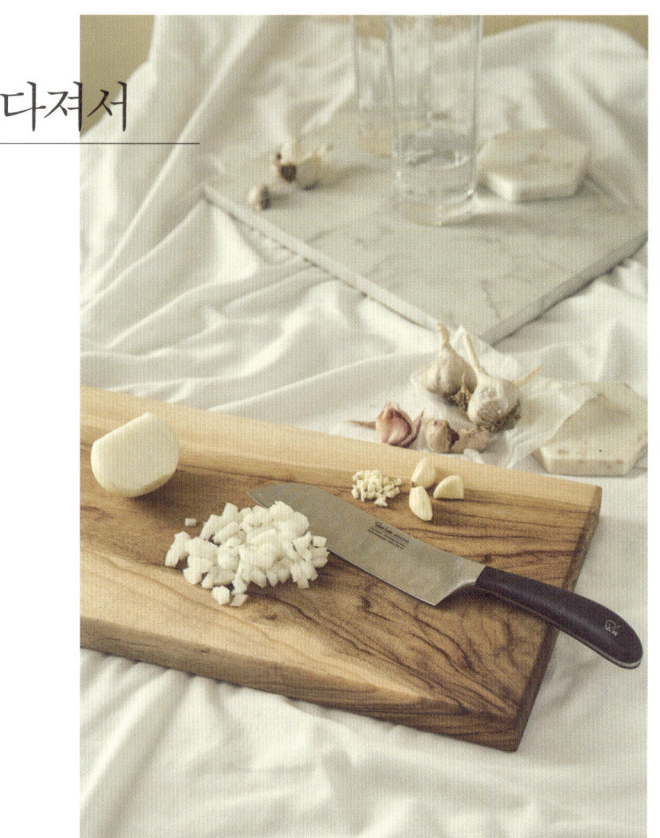

나도 모르게 하루치 채소 섭취하기

채소를 다져서 요리하는 대표적인 메뉴가 볶음밥인데요. 다져서 볶고, 밥만 추가하면 되니까 간편하면서도 참 맛있죠. 그런데 양파, 당근, 호박 등 항상 넣는 것 말고 다른 재료를 넣어보면 어떨까요? 맛이 강하지 않으면서 식감에 재미를 줄 수 있는 마나 연근 같은 것 말예요.

익숙한 요리에 다양한 채소를 다져 넣으면 요리의 색감이 다채로워지면서 입안에서 다양한 재료가 팡팡 터지는 듯한 식감도 즐길 수 있어요. 입자가 작아서 부담이 없기 때문에 먹다 보면 나도 모르게 평소보다 많은 양의 채소를 섭취하게 된답니다. 칼로 다지는 게 힘들다면 다지기 조리도구 또는 블렌더를 활용하세요.

Recipe

버섯 한 봉지를 몽땅
팽이버섯 스테이크

스테이크나 동그랑땡처럼 다진 고기가 들어가는 요리에는 평소에 많이 섭취하기 어렵던 채소들을 송송 다져서 몽땅 넣어보세요. 주말에 넉넉히 만들어두고 하나씩 꺼내서 구워먹기도 좋아요. 다진 소고기나 다진 돼지고기 중 한 가지만 사용해도 되지만, 두 가지를 1대 1 비율로 섞어서 만드는 게 가장 맛있어요. 소고기로만 하면 퍽퍽할 수 있고, 돼지고기로만 하면 기름질 수 있거든요.

재료 팽이버섯 1봉지, 다진 소고기 80g, 다진 돼지고기 80g, 양파 1/8개, 돈가스 소스 1큰술, 빵가루(밀가루) 3큰술, 후추 약간

소스 돈가스 소스 2큰술, 간장 1작은술, 올리고당 1큰술, 물 2큰술

1 팽이버섯은 흙이 붙은 아랫부분을 칼로 다듬고 송송 잘게 다져요. 양파도 잘게 다집니다.

2 마른 팬에서 중불로 다진 팽이버섯과 양파를 3분간 볶습니다. 속 재료를 볶은 뒤에 고기와 반죽해야 풍미도 좋고 채소에서 물이 나오지 않아요.

3 2를 포함한 모든 재료를 볼에 넣은 후 섞어 반죽합니다.

4 동그랗게 스테이크 모양으로 반죽한 후 중불로 예열한 팬에 고기를 올려요. 바로 약불로 바꿔주세요.

5 테두리가 하얗게 익어가고 아랫면이 노릇해지면 뒤집어요. 고기를 납작하게 누르면서 구우면 안에 있는 수분과 맛이 빠져나갑니다. 젓가락으로 찔러서 핏물이 올라오지 않고 투명한 물이 올라오면 고기가 잘 익은 거랍니다. 빨리 익히려면 포일이나 뚜껑을 덮어주세요.

6 소스는 냄비에 모든 재료를 넣은 후 센불로 한소끔 끓입니다. 돈가스 소스 대신 스테이크 소스나 케첩을 사용해도 좋아요.

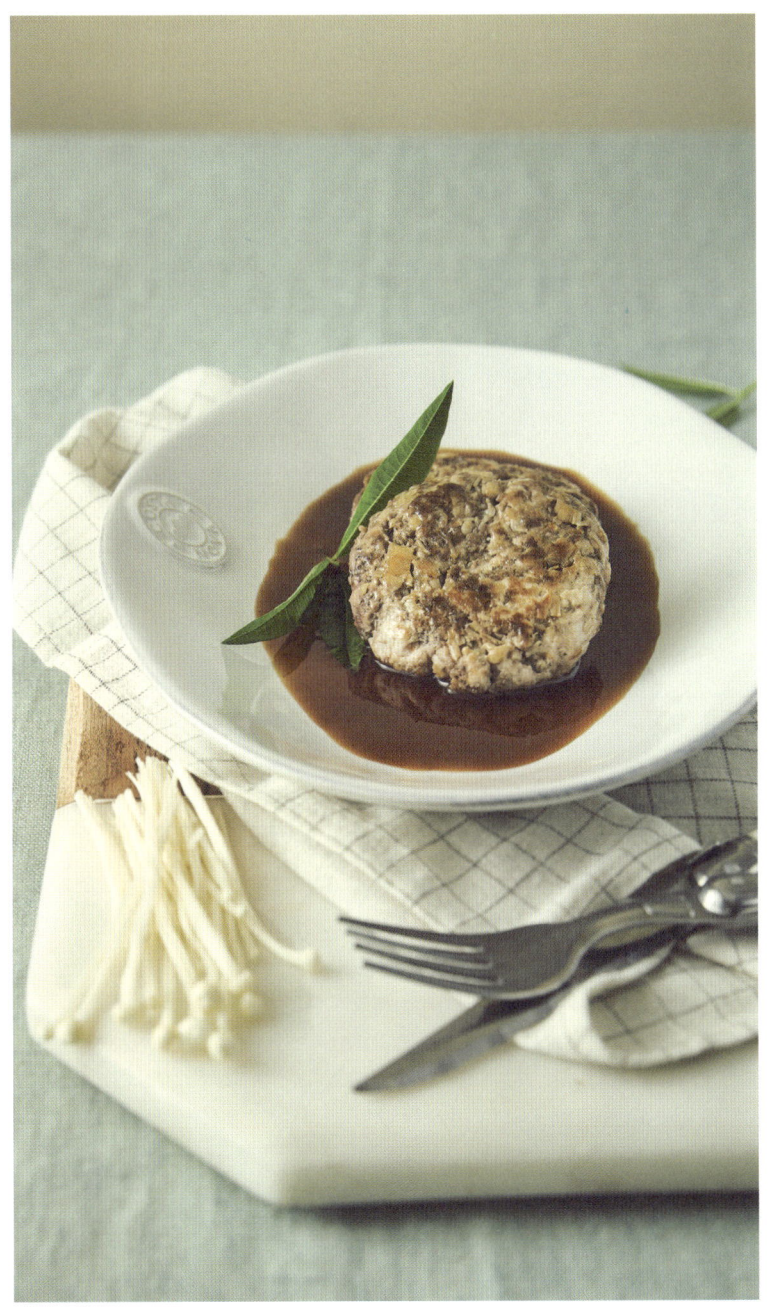

Recipe
자투리 채소 활용하기 좋은 채소 프리타타

프리타타는 이탈리아식 달걀찜이에요. 달걀과 우유가 함께 들어가서 채소를 촉촉하고 부드럽게 익혀 먹을 수 있죠. 달걀의 단백질, 우유의 칼슘, 채소의 영양소까지 한 그릇 요리로 골고루 섭취할 수 있어 식사 대용은 물론 다이어트식, 영양식으로도 좋아요. 레시피에 맞춰 따로 채소를 살 필요 없이, 냉장고 속에 있는 각종 자투리 채소들을 활용해 보세요.

tip 채소 외에 베이컨 또는 닭가슴살을 넣어도 잘 어울려요.

재료 달걀 2개, 우유 1/4컵, 양송이버섯 3개, 방울토마토 3개, 브로콜리 1/4송이, 파프리카 1/4개, 소금과 후추 약간

1 달걀은 볼에 젓가락으로 앞뒤로 흔들어가며 풀어준 후 우유와 섞어요.
2 채소들은 한입 크기로 잘게 썰어 예열된 마른 팬에 가볍게 볶습니다.
   씹는 맛을 즐기고 싶다면 오른쪽 사진처럼 채소를 큼직하게 썰어도 돼요.
3 오븐 사용이 가능한 그릇에 2를 담고, 그 위에 1을 부은 뒤 소금과 후추를 뿌려주세요. 소금, 후추 대신 허브 솔트, 허브 가루, 치즈 가루를 넣으면 훨씬 이국적인 맛이 나고 풍미도 좋아요.
4 190도로 예열된 오븐에 15분간 구워요. 오븐이 없다면 전자레인지에서 5분간 익히거나 팬에 뚜껑을 덮어 중약불로 10분간 익혀주세요.

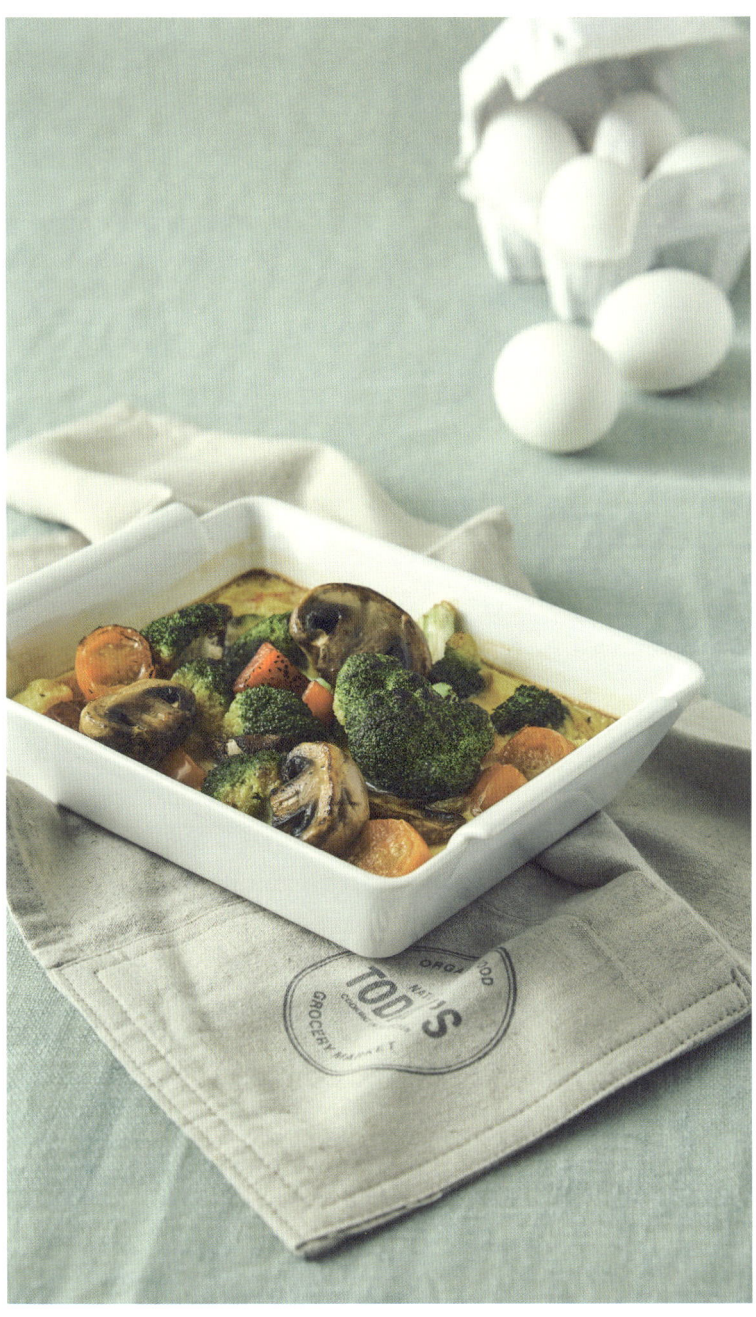

Recipe
커다란 양배추 다 쓰기 좋은
마 양배추 전

일본의 오코노미야키가 떠오르는 메뉴예요. 너무 커서 냉장고에 자주 남아 있게 되는 양배추를 많이 먹을 수 있어 좋아요. 마의 끈적한 성질 덕분에 부침 가루가 많이 들어가지 않아도 전의 모양이 예쁘게 잡힌답니다. 위에 좋은 양배추와 마를 듬뿍 먹을 수 있는 요리여서 자극적인 음식에 지쳤던 속을 부드럽게 달래줄 거예요.

tip 기호에 따라 마요네즈, 케첩, 돈가스 소스 등을 곁들여도 좋아요. 193쪽에 소개한 건강 소스를 활용하면 더 좋겠죠?

재료 마 100g(주먹 크기), 양배추 3장, 베이컨 1줄, 달걀 1개, 부침 가루 1/2컵, 물 1/2컵, 소금과 후추 약간

1 마를 도마 위에 놓고 필러로 껍질을 벗깁니다. 마는 특유의 점성이 있어 미끄러우니 손을 조심하고, 피부가 민감한 분이라면 꼭 위생장갑을 껴주세요.
2 껍질 벗긴 마를 칼로 잘게 다져요.
3 양배추와 베이컨도 잘게 다져주세요. 베이컨 대신 새우 같은 해산물이나 남은 삼겹살 등도 좋아요.
4 반죽할 볼에 2, 3을 넣고 달걀까지 넣은 뒤 잘 섞습니다. 그 뒤에 부침 가루, 물, 소금과 후추 약간을 넣어 다시 한 번 잘 섞어주세요.
5 예열된 팬에 기름을 둘러 앞뒤 노릇하게 구워요. 크게 굽기보다 한입 크기의 작은 사이즈로 여러 개를 부치면 만들기도 먹기도 편해요.

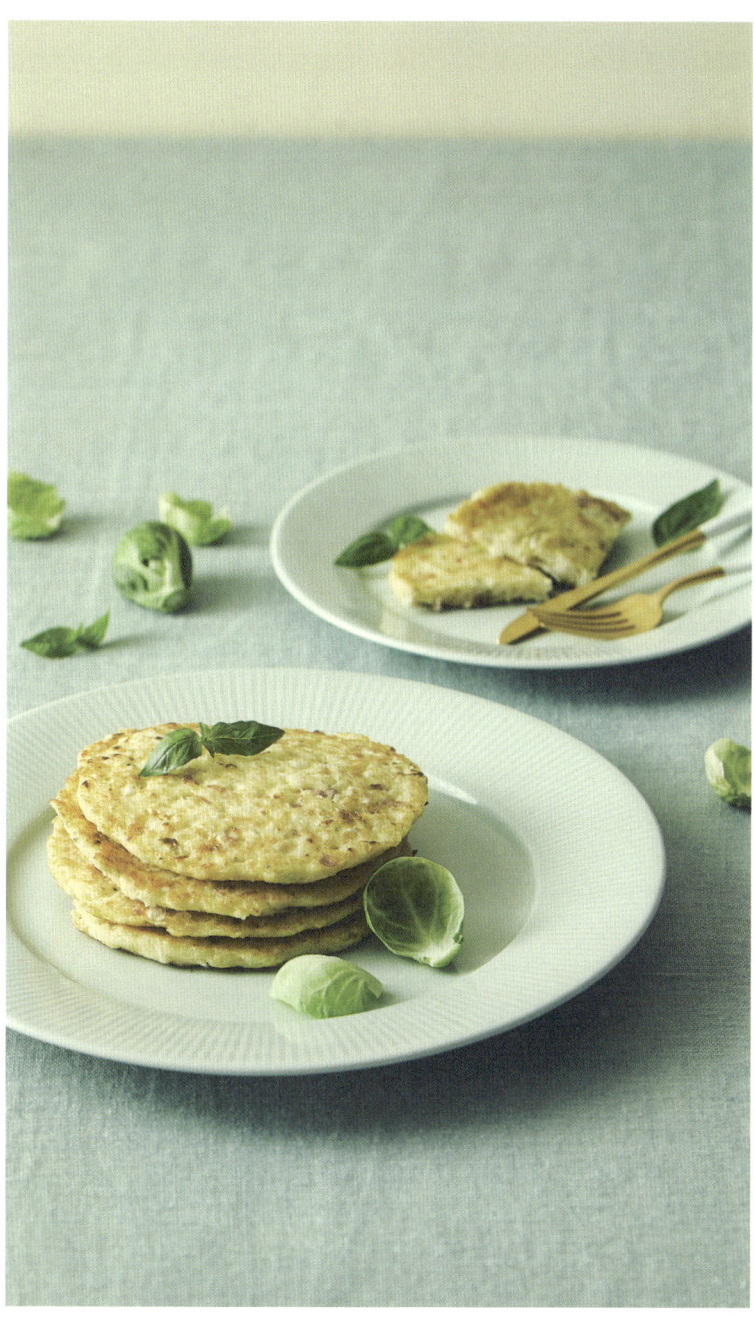

> "
> 혹시…
> 소금 팍팍 뿌리고 계신 건 아니죠?
> "

소금 안 쓰고 간 맞추는 법

이왕 채소 챙겨 먹는 거 요리할 때 소금 대신 액체류의 발효 식품, 특히 간장을 사용해보세요. 소금은 입자가 재료와 닿는 딱 그 부분에만 간이 배요. 그래서 전체적으로 간이 되지 않은 것처럼 느껴져서 계속 소금을 뿌리게 되는 거죠. 하지만 간장 또는 액젓처럼 액체를 사용하면 소량만 넣어도 요리 전체를 감싸면서 섞이기 때문에 금방 간이 배는 걸 느끼실 거예요. 그래서 저는 액체류로 간을 먼저 맞추고 그래도 부족한 점이 느껴지면 소금을 약간 더 추가한답니다.

그런데 볶음밥을 하거나 음식 색깔이 변하지 않았으면 할 때는 간장을 쓰기가 좀 그렇잖아요. 그때는 소금이 아니라 '소금물'을 만들어서 쓰세요. 소금을 간장처럼 만들어버리는 거죠. 소금을 그냥 쓸 때보다 적은 양으로도 충분히 간을 맞출 수 있을 거예요.

통째로 전부

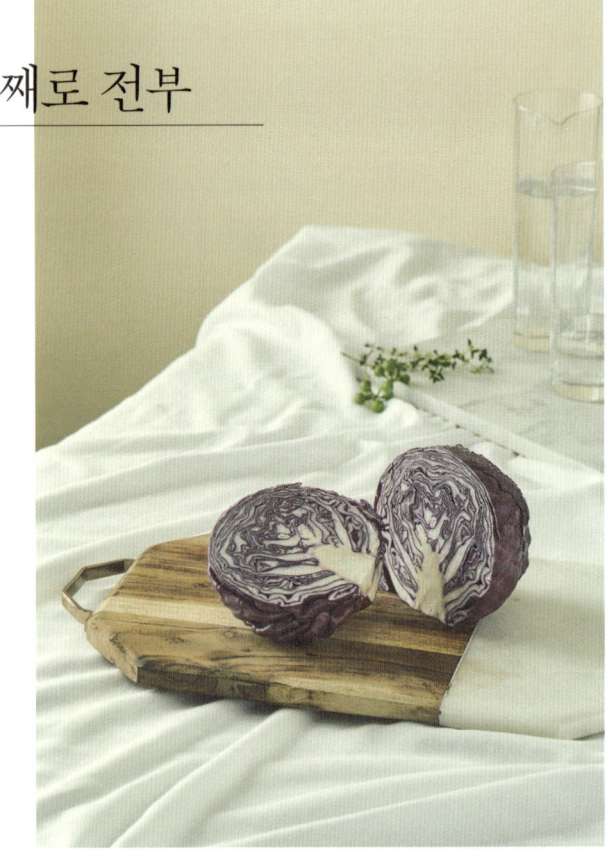

남김없이 몽땅 먹어버리자고요

다양한 채소를 활용하는 것도 좋지만, 양을 많이 먹는 것도 중요해요. 아무리 다양한 채소로 요리하더라도 양이 적으면 충분한 영양소를 얻진 못하니까요. 그래서 한 끼에 최대한 많은 양의 채소를 먹을 수 있는 아이디어들을 소개하려 합니다.

핵심부터 말씀드리자면 채소를 '요리의 주인공'으로 생각하는 거예요. 채소를 조금씩 잘라서 요리에 '가미'하는 게 아니라 그 채소가 메인이 되는 요리를 하는 거죠. 그런 관점에서 한 끼 한 끼 챙기다 보면 '와, 내가 이걸 한 번에 다 먹다니!' 하면서 신기하기도 하고, 장 볼 때도 채소 먼저 사고 나머지 재료를 더하는 습관이 생길 거예요. 냉장고에 있는 채소를 버리게 되는 일도 줄어들 거고요. 마트에서 언제든 쉽게 구할 수 있고, 저렴한 채소들 위주로 소개할게요.

케일 한 봉지

- **주스로 갈아서**

씹어 먹기 힘들 땐 갈아서 마셔버리는 게 단연 최고죠. 사과, 오렌지, 키위같이 새콤달콤한 과즙이 많은 과일과 함께 갈아서 후루룩 드시면 맛이 좋아요.

- **김처럼 밥에 싸서**

찜통에 케일을 1분간 찌고 밥에 싸서 드셔보세요. 부드럽고 고소해서 한 봉지 먹는 건 금방입니다. 주먹밥을 찐 케일로 감싸면 간편 도시락으로 활용할 수도 있어요.

파프리카 한 봉지

• **과일처럼 생으로**

우리는 파프리카를 요리 재료로 많이 쓰지만, 외국에서는 사과처럼 아그작 씹어 먹는 사람들이 많아요. 실제로 그렇게 먹어보면 매운맛은 전혀 없고 시원하고 상큼한 수분이 가득 차 있어서 달콤하게까지 느껴진답니다. 간식이나 후식용으로도 적합합니다.

• **잘게 다져 볶음밥으로**

다진 파프리카와 각자 원하는 채소나 해산물, 고기를 기름 두른 팬에 볶다가 밥을 더해 다시 볶아줍니다. 거기에 굴소스 1작은술, 간장 1큰술 넣어주면 간이 딱 맞아요. 볶다 보면 기름이 부족해 자꾸 눌어붙을 텐데요. 기름을 계속 더 넣지 말고 물이나 소금물을 더하면서(149쪽) 볶으면 요리가 촉촉한 상태로 완성됩니다.

• **통으로 오븐에 구워서**

파프리카를 씻기만 해서 그대로 예열된 오븐에 넣어 구워보세요. 꺼내서 칼로 썰거나 가위로 잘라 먹으면 되는데요. 풋내는 사라지고 단맛이 높아져서 '파프리카가 이렇게 고급스러운 맛이 났나?' 싶을 거예요. 파프리카 상단의 꼭지 부분을 자른 후 속에 있는 씨를 제거하고, 그 안에 볶음밥이나 으깬 감자 샐러드, 치즈 등을 채워 오븐에 구워도 아주 멋진 요리가 됩니다.

애호박 한 개

- **토핑 올려 핑거 푸드로**

2cm 정도 두께의 원형으로 툭툭 썬 뒤, 가운데 노란색 씨 부분을 수저로 가볍게 긁어냅니다. 그 위에 각자 기호에 맞는 재료를 무엇이든 올려서 찜통에 찌거나 오븐에 구우면 한입에 쏙 맛있는 핑거 푸드가 완성돼요. 대여섯 입이면 어느새 애호박 하나를 다 먹게 됩니다. 다진 새우, 다진 고기, 토마토 소스와 피자 치즈 등 무엇이든 좋아요. 저는 명란과 마요네즈를 올렸을 때 참 맛있었습니다. 애호박은 금방 익기 때문에 찜통에서 7분 안쪽으로 익혀야 무르지 않아요.

- **꼭지는 물에 끓여서**

애호박 꼭지는 말리거나 생으로 끓는 물에 우려 차처럼 마시면 부종 완화에 도움이 됩니다. 소화 작용도 도와줘요. 애호박은 정말 버릴 게 하나도 없는 채소죠.

양파 한 개

• 졸여서 달콤한 샌드위치로
양파는 생으로 먹으면 단단하고 맵지만, 가열하면 부드럽고 달콤해져요. 양파를 가늘게 채 썰어서 버터 또는 올리브 오일 한 큰술을 넣고 볶다가 발사믹 소스(발사믹 식초 2큰술＋올리고당 1큰술＋소금＋후추)와 함께 자작하게 졸여주세요. 꽤 수북했던 양파 양이 많이 줄어들었을 거예요. 졸인 양파를 파니니, 식빵 등의 사이에 넣으면 고급스러운 맛의 발사믹 양파 샌드위치가 완성됩니다. 양파만으로도 충분히 달콤하기 때문에 설탕을 넣을 필요가 없어요.

• 토르티야에 얹어 가벼운 피자로
양파를 가늘게 채 썰거나 링 모양으로 썰어 토르티야 위에 얹고 그 위에 크림 소스나 토마토 소스, 치즈를 얹어 오븐에 구워요. 한 단계 업그레이드하고 싶다면 양파를 미리 오일에 한 번 볶아서 얹으면 풍미가 훨씬 더 살아납니다.

• 영양소를 농축한 양파즙으로
밥통에 채 썬 양파를 넣고 물을 자작하게 축인 뒤 취사 버튼을 누르기만 하면 양파즙이 만들어집니다. 이때, 양파 껍질과 뿌리도 버리지 말고 물에 잘 씻어서 함께 넣어주면 좋아요. 아주 간편하게 양파즙을 만들 수 있는 방법이에요.

토마토 한 봉지

- **껍질만 벗겨서 주스로**

토마토를 꼭지만 제거해서 통째로 끓는 물에 넣으면 금방 쭈글쭈글해지면서 껍질이 쉽게 벗겨집니다. 껍질을 벗겨서 물 없이 블렌더에 그대로 갈아 마시면 리얼 100퍼센트 토마토 주스가 돼요. 껍질을 제거했기 때문에 입에 걸리는 것도 없이 아주 부드러워요.

- **떡볶이 소스로**

토마토를 파스타 소스뿐 아니라 떡볶이 소스로도 활용해보세요. 평소에 만들던 떡볶이 소스에 간 토마토를 더해주기만 하면 됩니다. 매운 것 잘 못 먹는 분들이나 아이들도 아주 맛있게 먹는 떡볶이가 탄생합니다. 더 진한 맛을 원하면 고추장을 좀 더 넣으면 돼요. 여기에 피자 치즈를 얹으면 피자 떡볶이 맛이 되고요.

오이 한 개

• 슬라이스해서 면처럼

감자 껍질 깎는 필러로 쭉쭉 슬라이스해서 국수 대용으로 활용해보세요. 동치미 육수나 콩국물에 넣어도 좋고 비빔 양념을 해서 비빔 국수처럼 먹어도 맛있어요. 반은 국수, 반은 오이 슬라이스를 넣어 섞어도 좋고요.

• 갈아서 주스로

오이 하나를 툭툭 썰어 블렌더에 물과 함께 갈아 마시면 갈증 해소에 굉장히 좋아요. 이때 유자청이나 레몬청을 조금 가미하면 훨씬 더 근사한 한 잔이 됩니다.

• 다져서 드레싱으로

잘게 다진 오이를 올리브 오일, 마늘, 간장, 참기름 등과 섞어 상큼한 드레싱으로 즐길 수 있는데요. 번거롭다는 생각이 들면 시판용 오리엔탈 드레싱에 다진 오이를 섞어주세요. 샐러드 채소, 감자 샐러드, 단호박 샐러드에 잘 어울리고, 나초나 비스킷에 올려 카나페처럼 먹어도 맛있어요.

양상추 한 통

- **잎을 작은 접시처럼**

양상추를 가위나 손으로 한입 크기로 자른 뒤 작은 접시처럼 활용해보세요. 볶은 채소, 볶음밥, 에그 스크램블, 마파두부, 제육볶음 등 어떤 음식이든 그 위에 얹어서 먹을 수 있어요. 아삭한 식감이 좋고 느끼함도 잡아줘서 훨씬 속이 편한 식사가 될 수 있어요. 수분이 꽉 차 있어서 음식을 먹을 때 촉촉하게 먹을 수 있게 도와주기까지 한답니다. 이렇게 먹으면 한 끼에도 양상추를 굉장히 많이 먹을 수 있어요.

- **가늘게 썰어 면으로**

고기, 해물, 채소 등을 볶을 때 양상추를 가늘게 채 썰어 함께 넣어보세요. 또는 면이 들어가는 볶음면 요리에 면 분량을 줄이고 양상추 채를 듬뿍 넣어주는 것도 좋습니다. 양상추는 어느 양념에나 잘 어울리고 가볍게 볶으면 아삭한 식감이 그대로 살아 있어서 요리에서 굉장히 신선한 맛이 나게 해줘요.

브로콜리 한 개

• 참깨 소스에 무쳐서
보통 초장을 곁들여 먹지만 고소한 참깨 소스도 브로콜리와 굉장히 잘 어울립니다. 브로콜리를 데쳐서 식힌 후 참깨 소스에 버무려보세요. 근사한 샐러드처럼 만들어 한 끼 식사로 즐기기에도 손색이 없어요. 깨 소스 만드는 법은 136쪽을 참고하세요.

• 갈아서 한 끼 식사로
우유와 브로콜리를 갈아서 스프, 크림 파스타 소스, 스튜로 만들 수 있어요. 거기에 생크림을 살짝 넣으면 더욱 고소해집니다.

• 밥에 넣어서
밥을 할 때 적당한 크기로 썬 브로콜리를 넣기만 하면 됩니다. 부드럽게 익힌 브로콜리가 쌀과 어우러지는 맛이 참 좋거든요. 소화 작용도 돕고요. 먹고 남은 브로콜리 밥은 죽으로 끓이거나 달걀물에 버무려 밥전으로 부쳐도 맛있어요.

'오늘부터 채소를 많이 먹을 거야!'보다
'오늘은 퇴근하고 나를 위한 한 끼를 먹어야지!'라고
생각하면 안 좋은 습관을 끊기가 쉬워질 거예요.

퇴근길에 자연스럽게 길거리 음식을 포장하고,
실컷 먹고 배부른 상태에서 잠드는 걸
하루의 마무리라고 생각했던 습관 말이에요.

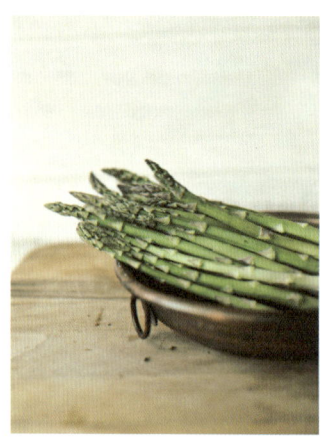

살이 찌고, 잔병치레가 느는 증상은 둘째 치고
어딘가 늘 기분이 찜찜하고 불쾌했잖아요.

몇 개의 레시피를 만들어 보면서
'나를 위한 건강한 한 끼'가
그렇게 어려운 일만은 아니었다는 걸 알게 되셨길 바랍니다.

그리고 몇 번의 도전을 통해 익숙해졌다면
레시피에 얽매이지 말고
어떤 채소든 앞에 두고 생각해보세요.

'요건 어떻게 먹을까?
갈아서? 구워서? 다져서?'

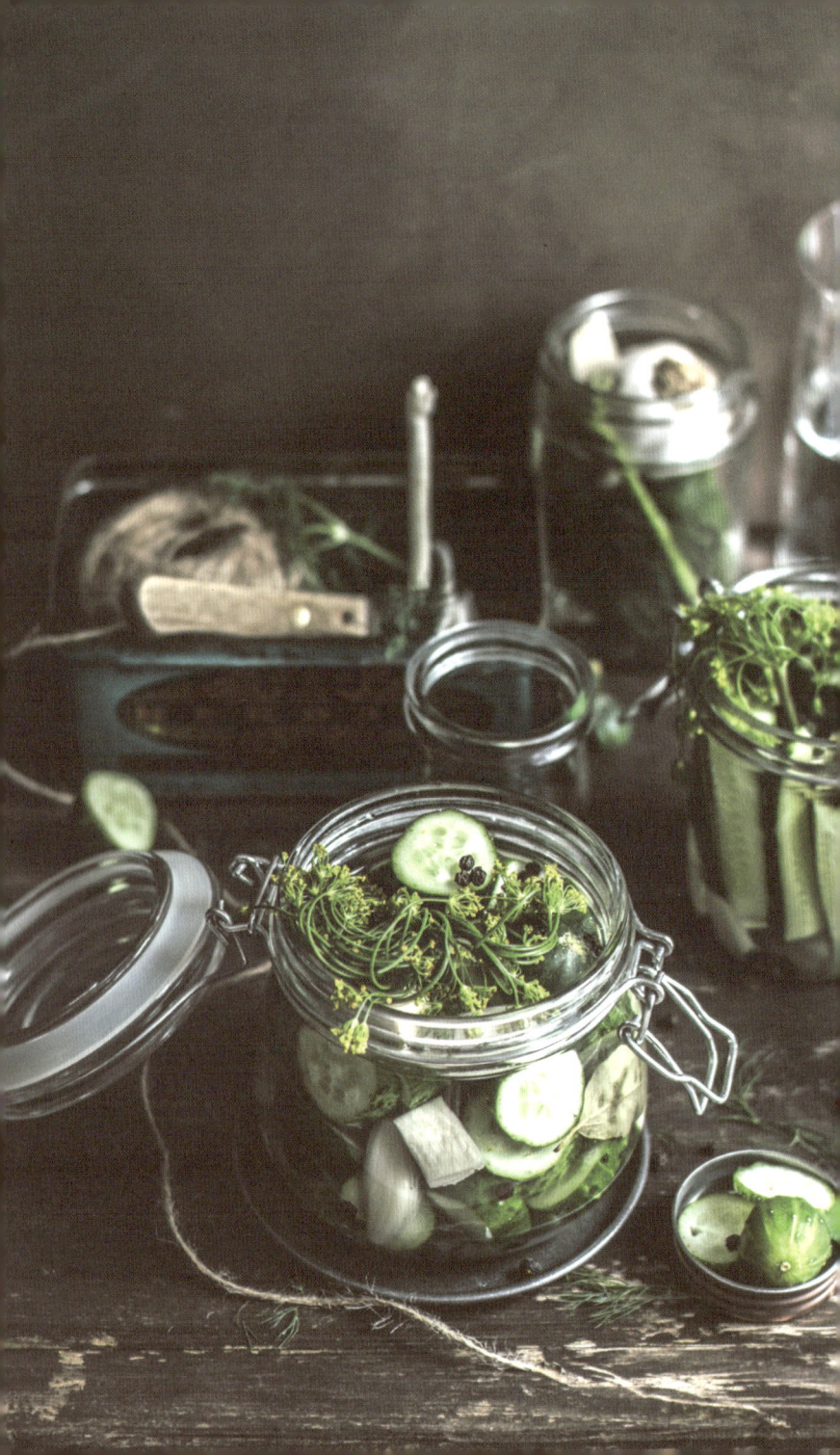

PART 4.

몸에 붙이면 좋은
일상 속 채소 습관

끊으면 좋지만, 평생 그럴 순 없으니까…

매끼 건강한 채소 식단을 챙긴다면 더할 수 없이 좋겠지만,
현실적으로 그건 불가능에 가까운 일이지요.

밖에서 사람도 만나야 하고,
가끔 술을 한잔 할 일도 생기니까요.
그런 걸 다 포기하라고 하면
세상 사는 재미까지 잃을지도 몰라요.
(무엇보다 세상엔 채소 외에도 맛있는 게 너무 많아요. 흑흑.)

평범한 일상을 유지하면서
스트레스를 받지 않을 정도로 채소를 챙길 수 있는
식습관들을 알려드리려고 합니다.

외식하고 싶으면 하고,
술자리도 너무 피하지 마세요.
군것질도 굳이 딱 끊지 않아도 괜찮아요.
그냥 평소대로 하는 대신에,
지금부터 알려드리는 습관 하나만 더해보세요.
그것만으로도 우리의 일상은 훨씬 더 건강해질 테니까요.

외식

피하지 말고, 습관을 바꿔보세요

다이어트한다고 한두 달 샐러드만 먹을 수는 있어도 평생 외식을 안 할 수는 없겠죠. 일을 하다 보면 밖에서 식사할 일이 많고, 친구나 애인도 만나야 하니까요. 저 같은 경우는 방송에 맛집이 나오면 그렇게 가보고 싶더라고요. 어차피 피할 수 없는 게 외식이라면, 그 속에서 나를 지킬 수 있는 최소한의 방법을 찾아보는 게 현명하겠지요. 외식할 때 '양심의 가책'을 덜어줄 수 있는 건강 습관을 몇 가지 추천드릴게요.

외식할 때 나를 지켜주는 작은 습관들

외식을 할 때 부담 없이 시도해볼 만한 작은 습관들이에요. 소소한 팁들이지만 꾸준히 지킨다면 나를 돌보는 데 많은 도움이 될 거예요.

저녁 약속을 잡을 땐 이 메뉴로!
메뉴 선택권이 있다면 채소, 해산물, 단백질 위주로 식단을 고르는 걸 추천합니다. 샤브샤브, 샐러드, 두부 요리, 회, 꽃게 찜, 조개 구이 등이 좋아요.

나중에 먹을 생각 말고 눈앞에 있을 때 드세요.
밥집에 가면 채소 반찬이 있고, 고깃집에 가면 쌈 채소가 있고, 뷔페에 가면 샐러드가 있어요. 나중에 따로 챙겨 먹기 솔직히 어렵잖아요. 눈앞에 채소가 있을 때 '이때다!' 하는 생각으로 얼른 드세요. 저는 이게 정말 간단하고 따로 돈도 들지 않는, 가장 좋은 채소 습관이라고 생각해요. 다른 걸 먹지 말라는 게 아니라, 다른 것도 맛있게 먹으면서 채소를 '추가로 많이' 먹는 거죠. 그것만으로도 아주 좋은 시작이에요.
거기서 한 단계 더 나가고 싶다면 채소'부터' 챙겨 먹으려고 해보세요. 뷔페에 갔을 때 눈에 들어오는 음식부터 담는 게 아니라, 첫 번째 접시 만큼은 채소 위주로 먹는 거예요. 그 후에 원하는 걸 마음껏 먹어도 앞서 먹은 채소 덕분에 기름진 음식의 충격이 완화되고 짠 음식의 나트륨도 쉽게 배출될 수 있어요.

짠 국물을 주의하세요.

채소를 많이 먹어서 나트륨을 빼는 것도 중요하지만, 나트륨 덩어리인 국물을 줄이는 것도 중요해요. 국물 요리가 짤 땐 물을 추가로 조금만 더 부어주세요. 밍밍하다는 느낌이 들어도 몇 숟가락 먹으면 신기하게 금방 적응이 돼요. 이렇게 하면 국물 양이 많아지니 국물을 다 먹지 않게 되는 효과도 있지요.

배는 부른데 음식이 조금 남았을 때

저는 배가 부르다고 느껴질 때 숟가락을 놓는 게 가장 힘들었어요. 배가 터질 것 같을 때까지 남김없이 다 먹는 편이었거든요. 이때, 가장 효과적인 방법은 남은 음식이 나에게 좋은 이유가 있는지를 생각해보는 거였어요. 이 음식이 피부에 좋은가? 이 음식이 쾌변을 도와주는가? 이 음식이 영양소가 많은가? '전혀 도움 되는 게 없다'라는 생각이 들면 미련이 빨리 버려지더라고요. 반대로 도움이 되는 이유가 있는 음식이라면 조금 더 챙겨 먹어도 되겠지요.

술

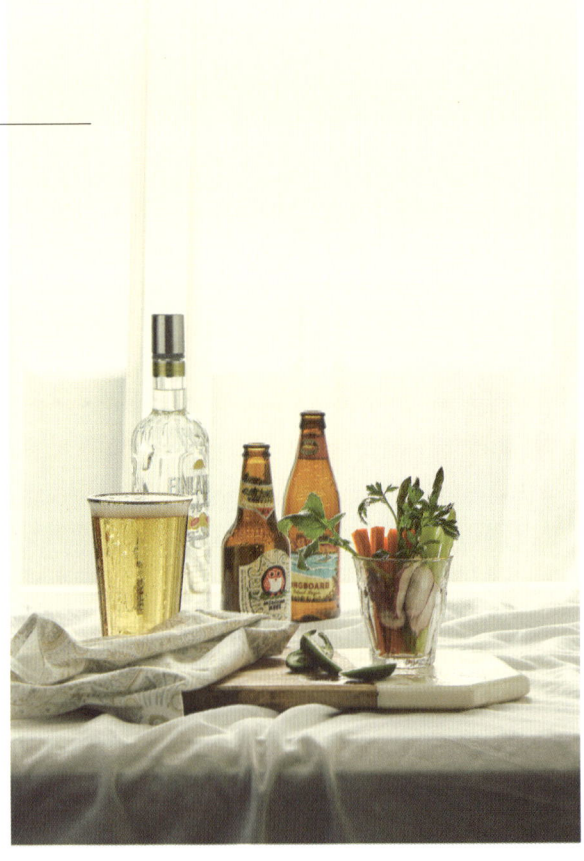

마셔도 찌지 않는 비결을 알려드릴게요

술이 문제라고들 하지만, 사실 술 때문에 살이 찌거나 붓는 건 아주 미미한 거 같아요. (물론 적당한 음주를 할 때 그렇다는 말이에요.) 안주와 해장, 이 두 가지가 문제죠. 술 좋아하는 분들! 다이어트한다고 술 끊으면서 괴로워하지 마시고, 채소를 이용해 안주 습관과 해장 습관을 바꿔보세요.

채소의 영양소가 우러난 술

술집에서 나오는 안주는 대부분 고칼로리, 고지방, 고염 음식이에요. 요즘 집에서 혼술하는 분도 많은데요. 그때도 편의점 과자, 치킨, 피자 등 나트륨과 탄수화물이 과한 것들이 안주로 선택 받잖아요. 양념을 적게 한 해산물 요리나 견과류, 김, 먹태나 말린 생선, 채소와 과일 같은 안주를 선택하면 훨씬 낫겠죠.

그런데 만약 그게 어렵다면 이렇게 해보세요. 웬만한 안주에는 채소나 과일이 몇 조각 정도 들어 있을 거예요. (하다 못해 장식용 채소라도 말예요. 집이라면 냉장고 속 남은 채소.) 그걸 술에다 퐁당 넣어서 드세요. 앞에서 알려드렸던 '채소 미네랄워터' 기억하시나요? 그것과 원리가 같아요. 오이 조각, 당근 조각, 방울토마토 등을 넣으면 술도 액체이기 때문에 채소 속의 미네랄이 우러난답니다. 술 맛은 크게 달라지지 않지만 미네랄이 녹아 있으니 해독이 빨리 되고 다음날 붓기도 덜할 거예요. 그리고 술 한 잔 마실 때마다 물을 한 잔 마시는 습관도 좋아요. 소변을 통해 알코올이 빨리 배출되니까요.

혼술할 때 좋은 채소 안주 레시피

밖에서 마실 때는 선택의 여지가 많지 않겠지만, 집에서 혼술할 때만이라도 챙길 수 있도록 건강한 채소 안주 레시피 몇 가지를 알려드릴게요. 준비한 술을 냉동실에 넣어 시원하게 만드는 사이에, 후다닥 만들 수 있는 것들입니다. 간단하지만 근사한 요리 같아서 손님이 왔을 때 내놓기도 좋아요.

Recipe
촉촉하고 달달한
시금치 에그 스크램블

시금치는 나물로 많이 드실 텐데요. 볶아서 먹으면 숨이 죽어서 많은 양을 섭취할 수 있고, 달달한 맛이 올라와서 풍미도 좋아집니다. 달걀과 함께 볶아서 후다닥 만들 수 있는 초간단 단백질 안주예요. 시금치를 참나물, 깻잎, 미나리 등으로 대체해도 좋아요. 베이컨, 새우 등 기호에 맞는 부재료를 함께 볶아도 좋습니다.

재료 시금치 1/4단, 달걀 2개, 우유 3큰술, 소금과 후추 약간

1 시금치는 3~4cm 길이로 썹니다.
2 볼에 달걀, 우유, 소금, 후추를 넣어 풀어줍니다.
 소금 대신 카레 가루를 1작은술 넣어도 간이 맞아요.
3 중불로 예열된 팬에 버터나 올리브 오일을 1큰술 넣고 시금치를 볶습니다. 치즈 가루나 허브 가루를 첨가하면 더욱 풍미가 좋아져요.
4 팬에 2를 부은 뒤 젓가락으로 휘휘 저어주세요. 달걀이 몽글몽글 익으면 불을 끄고 바로 접시에 담습니다.

몸에 붙이면 좋은 일상 속 채소 습관 175

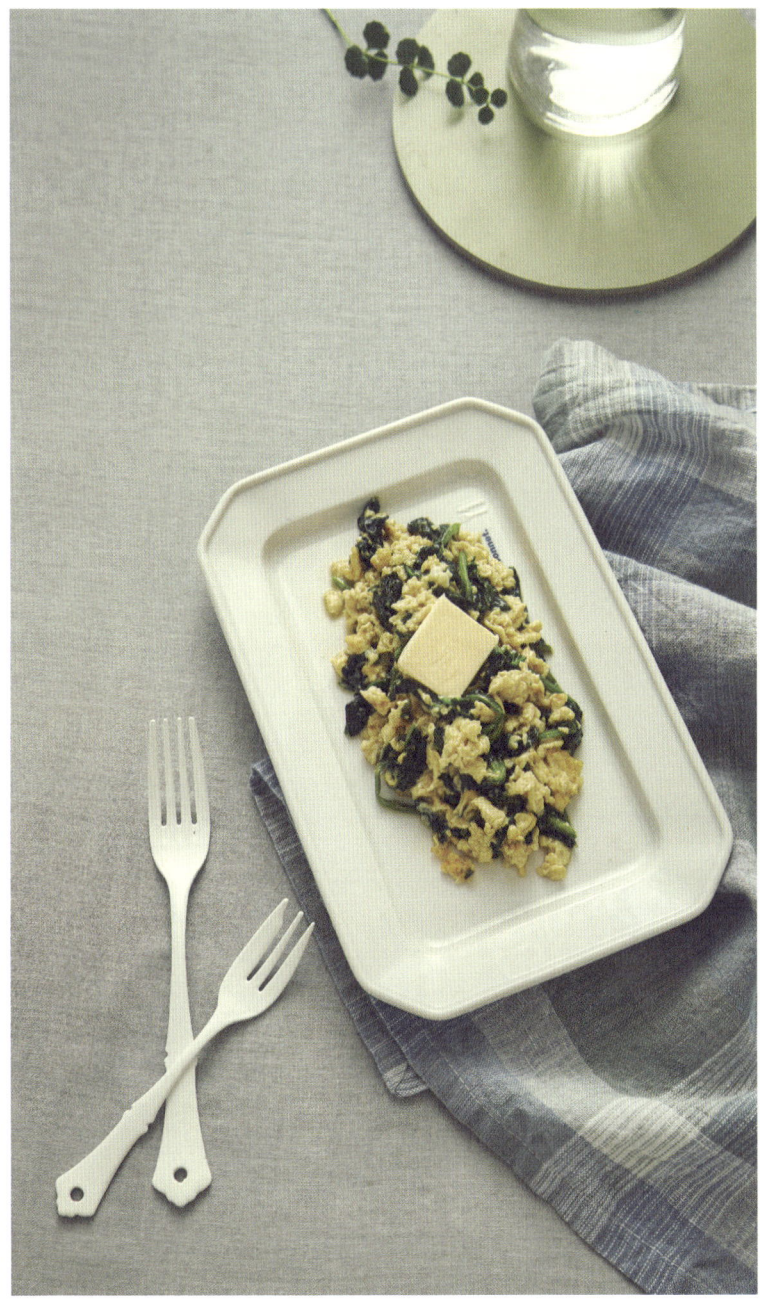

Recipe

소고기처럼 구워 먹는 닭가슴살 가지 구이

아무래도 술은 저녁에 마시는 경우가 많기 때문에 탄수화물이 아니라 단백질 위주의 안주를 곁들이는 것이 좋은데요. 고단백 저칼로리의 대표 음식인 닭가슴살을 얇게 썰어서 소고기 굽듯이 구워보세요. 두껍게 구우면 퍽퍽하지만 얇게 썰어서 채소 구이까지 곁들이면 먹기가 훨씬 편하답니다.

tip 다양한 냉장고 속 자투리 채소를 구워서 곁들여보세요. 남은 재료도 처리할 수 있고, 다양한 채소를 골라 먹는 재미도 있어요.

재료 닭가슴살 1덩이, 가지 1개, 소금과 후추 약간

1 가지, 닭가슴살은 얇게 슬라이스합니다.
2 중불로 예열된 프라이팬에 오일을 살짝 두르고 재료들을 위에 얹으세요.
   오일은 많이 둘러도 어차피 가지가 다 흡수하기 때문에 소량만 사용합니다.
3 앞뒤 노릇하게 구우면서 소금과 후추를 살짝 뿌립니다.
   소금 대신 허브 솔트를 뿌려도 맛있어요.

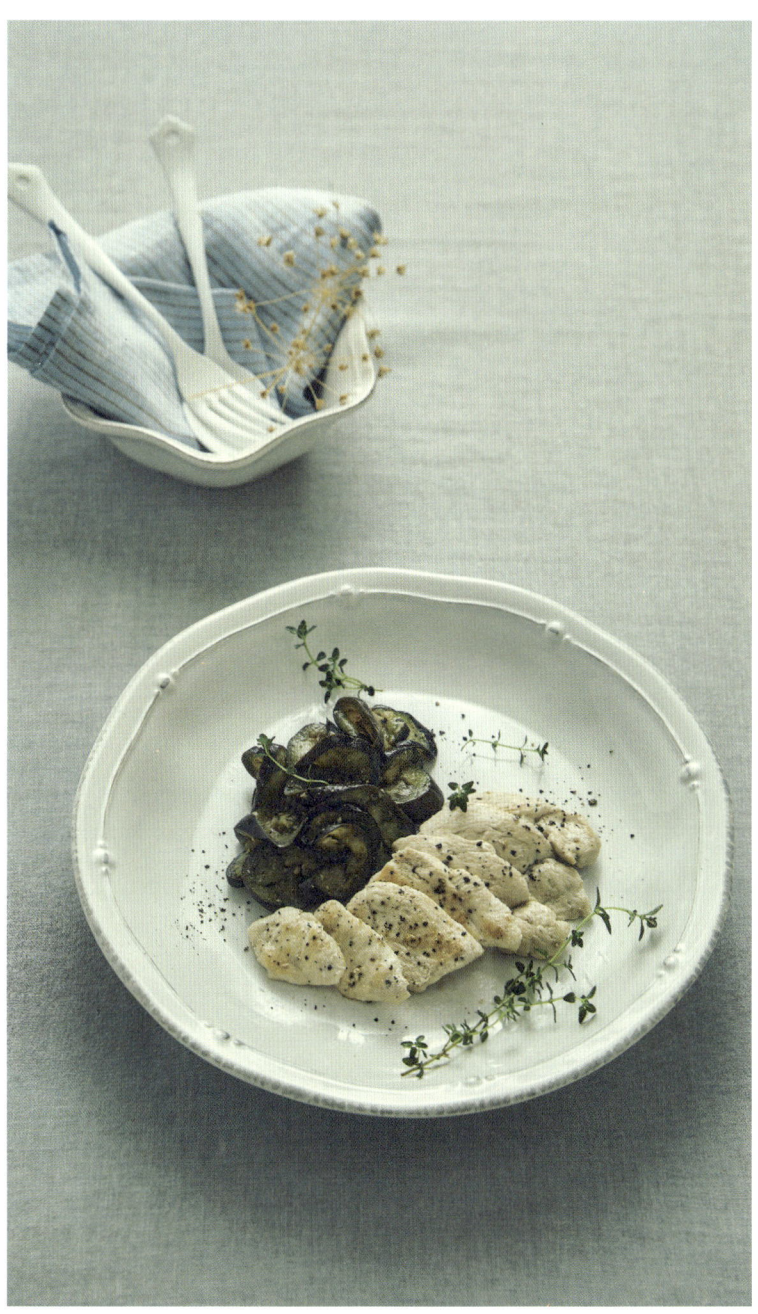

Recipe

고급스러운 맛
새우 아스파라거스 볶음

예전엔 아스파라거스를 레스토랑에서만 볼 수 있었지만 요즘은 집에서도 흔하게 사용하고, 마트에서 쉽게 구입할 수 있죠. 아스파라거스는 아스파라긴산이라는 성분이 풍부해 간 해독을 도와주고 숙취 해소와 피로 회복에 좋기 때문에 술 안주로 제격입니다. 새우와 함께 볶으면 맛이 조화롭고 단백질과 칼슘을 보충할 수 있어 영양 면에서도 궁합이 좋아요.

tip 냉장고에 남아 있는 고기를 함께 볶아도 잘 어울려요. 소고기, 돼지고기 모두 괜찮아요.

재료 아스파라거스 2줄기, 새우 5마리, 소금과 후추 약간

1 아스파라거스는 4~5cm 길이로 썹니다.
2 새우는 껍질을 까서 준비하세요. 손질되어 있는 칵테일 새우도 괜찮아요. 새우 대신 오징어 등 다른 해산물을 사용해도 잘 어울리고요.
3 버터 또는 올리브 오일 1큰술을 두른 프라이팬에 새우와 아스파라거스를 펼쳐서 굽습니다.
4 새우가 빨갛게 익으면 소금과 후추를 뿌린 뒤 재료들을 가볍게 뒤적이며 볶아서 마무리합니다. 새우 자체에서 짭짤한 맛이 나기 때문에 소금 간을 너무 많이 하지 않도록 주의하세요. 치즈 가루나 허브 가루를 첨가해도 좋아요.

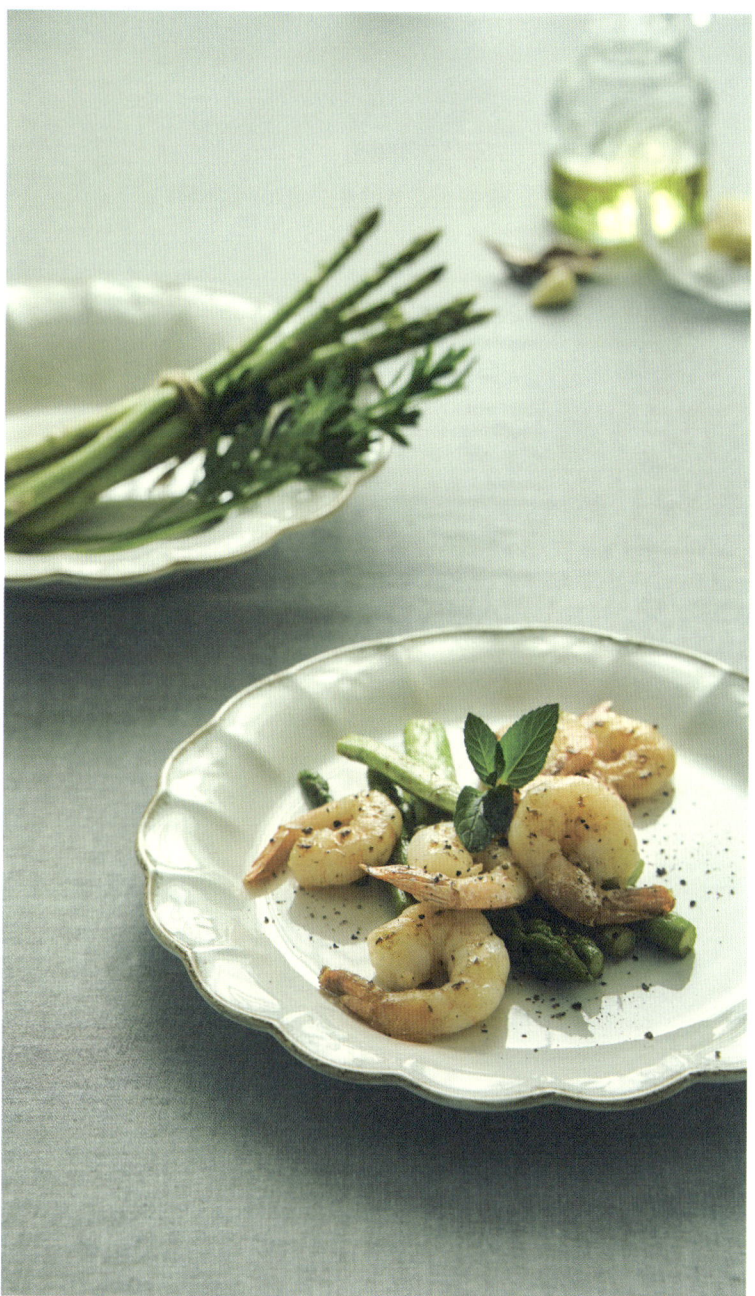

Recipe

고소하고 상큼한
생 밤 방울토마토 꿀범벅

생 밤은 이뇨 작용을 하기 때문에 숙취 해소에 좋아요. 마트 냉장 코너에서 껍질을 벗긴 상태로 쉽게 살 수 있고요. 오도독거리는 식감의 생밤에 상큼하게 수분이 터지는 토마토를 더하면 간단하면서도 아주 이색적인 안주를 만들 수 있습니다.

tip 꿀이나 레몬즙을 준비하기가 번거롭다면 황도 캔을 활용해보세요. 황도 캔의 복숭아, 생 밤, 방울토마토를 볼에 섞고 얼음만 추가해도 훌륭한 안주가 됩니다.

재료 생 밤 6개, 방울토마토 6개, 꿀 2큰술, 레몬즙 2큰술
1 생 밤과 방울토마토는 절반으로 썰어주세요.
2 꿀, 레몬즙을 넣어 함께 버무립니다.

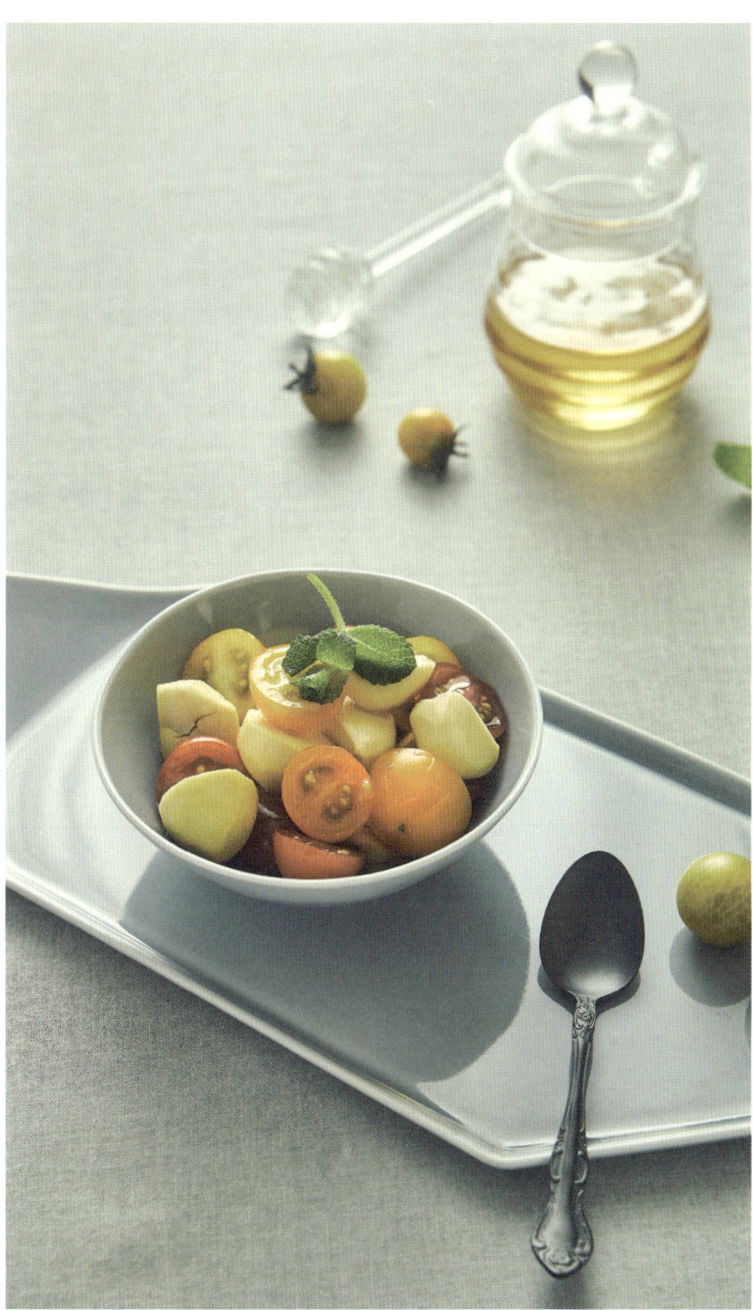

> "
> 더 큰 문제는 술 마신 다음 날이죠.
> 무거운 머리, 띵띵 부은 얼굴…
> 어떡하면 좋을까요?
> "

해장은 어떻게 하세요?

술 마신 다음 날 보통 쓰린 속을 달래야 한다면서 라면, 해장국, 짬뽕 등을 드시죠. 느끼한 게 당긴다면서 피자, 파스타, 햄버거로 해장하는 분도 있고요. 아, 어쩌면 이미 전날 밤 허기진 배를 해장 밥이나 분식으로 채운 분도 있겠네요. 하지만 이런 식의 해장은 몸을 빠르게 회복시키지 못해요. 해독과 숙취 해소에 필요한 영양분이 없기 때문이죠.

제가 해장 음식으로 가장 추천하는 건 '채소 주스'예요. 술 먹고 거칠어진 피부에 수분을 즉각 공급할 수 있고, 채소의 영양분이 재빠르게 독소를 분해하거든요. 그래서 굉장히 빨리 술독이 빠지고 몸이 개운해지는 걸 느낄 수 있습니다. 사실 채소 주스 해장을 권했을 때 고개를 절레절레하는 분들이 많았어요. 그런데 실제로 시도해본 분들은 정말 효과가 빠르다고 극찬하셨답니다.

해장 효과를 톡톡히 볼 수 있는 주스 레시피 몇 가지를 알려드릴게요. 평소처럼 해장국을 먹더라도 그 전에 채소 주스를 챙겨 마시는 것과 안 마시는 것에는 큰 차이가 있답니다. 직접 갈아 마실 여유가 없다면 카페에서 파는 과일 주스 한 잔이라도 사서 마셔주세요.

Recipe

간 해독에 좋은
부추+사과 주스

부추는 『동의보감』에서 '간의 채소'라고 표현했을 정도로 간 기능을 강화하는 데 도움을 줘요. 더불어 피를 맑게 하고, 거칠어진 피부를 매끄럽게 하고, 부종 완화에 좋기 때문에 해독 주스의 재료로 아주 적합하죠. 부추만 넣으면 살짝 맵거나 씁쓸할 수 있으니 상큼한 맛과 비타민을 보충해줄 사과를 함께 넣었어요. 사과를 오렌지, 배, 키위 등 과즙이 풍부한 과일로 대체해도 좋아요.

재료 부추 5줄기, 사과 1/2개, 물 350ml

1. 부추와 사과는 갈기 좋게 썰어주세요.
   사과는 가운데 심지만 제거하고 껍질째 사용합니다.
2. 물과 함께 블렌더에 넣어 곱게 갈아요.
   물 대신 요구르트를 넣으면 좀 더 먹기 편한 맛이 됩니다.

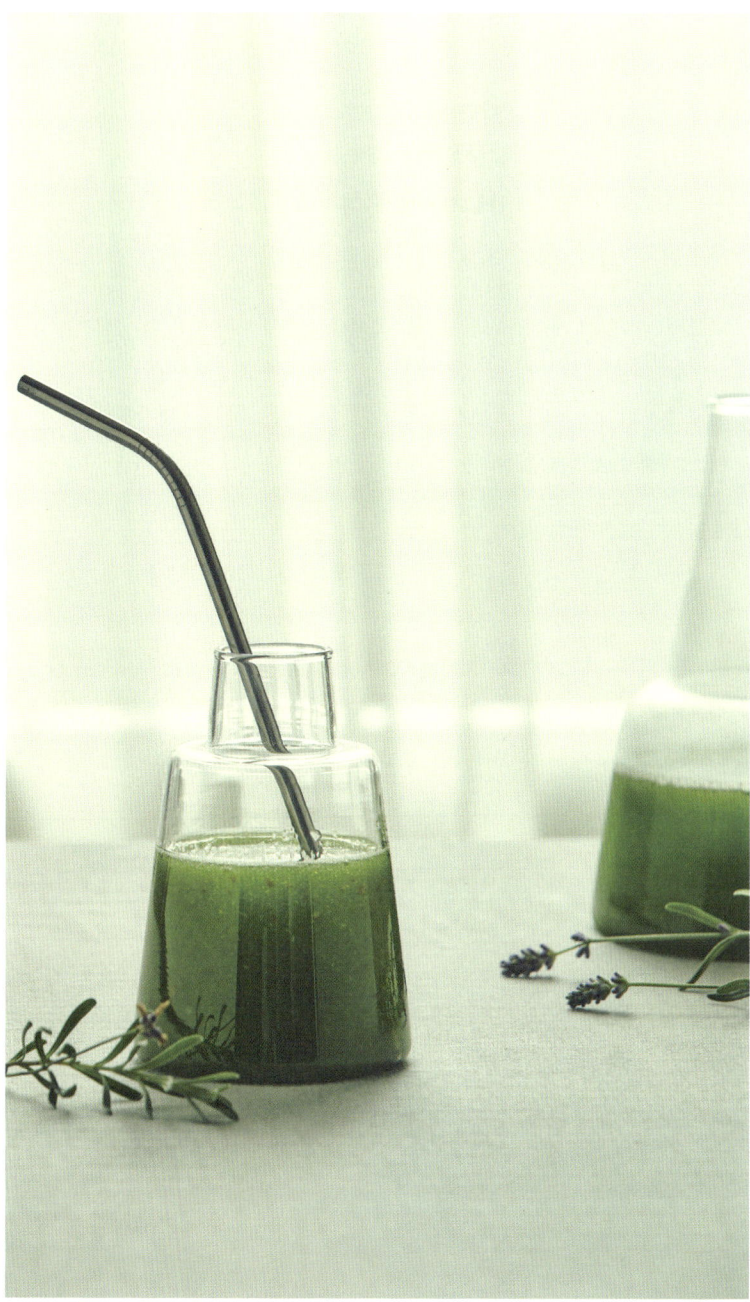

Recipe

갈증을 해소해주는
시금치 + 배 주스

대표적인 녹황색 채소인 시금치는 엽록소가 풍부해 피와 눈을 맑게 해요. 베타카로틴, 비타민, 섬유질, 루테인 등의 성분도 풍부하고요. 여기에 수분이 많은 배를 섞으면 갈증을 해소하고 이뇨 작용이 활발해져서 노폐물을 빠르게 배출하는 주스가 만들어집니다.

tip 샐러드나 주스처럼 생으로 사용할 시금치는 줄기가 짧고 잎이 작아야 맛있어요. 크게 자란 시금치는 질기고 단맛이 덜하기 때문에 물에 조리할 때 적합하답니다.

재료 시금치 1/5단, 배 1/2개, 꿀 1큰술, 물 400ml

1   배는 껍질을 벗긴 뒤 가운데 심지를 제거하고 갈기 좋은 크기로 썰어주세요. 시금치도 적당한 크기로 썹니다.
2   모든 재료를 블렌더에 넣은 뒤 곱게 갈아주세요.
     꿀은 기호에 맞게 양을 조절하세요.

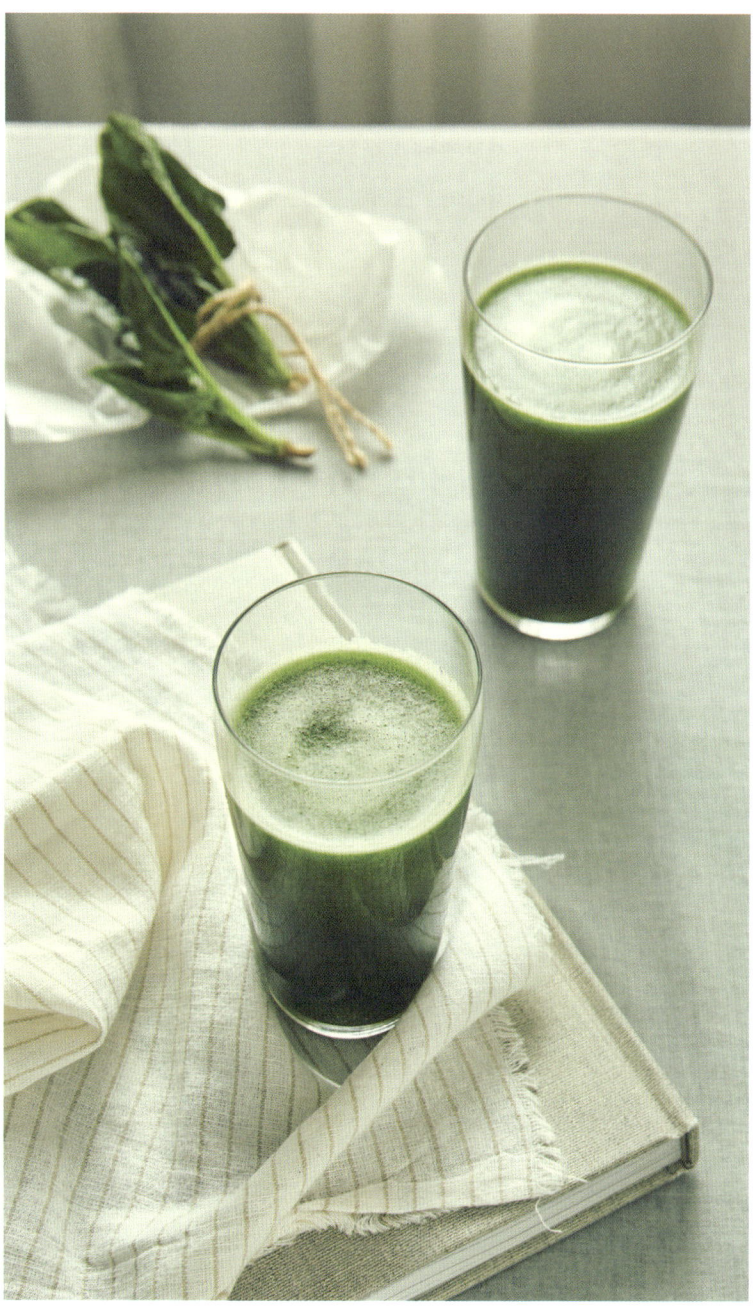

Recipe

지친 몸에 에너지를
미나리+오렌지 주스

미나리가 해독에 좋다는 말은 많이 들어보셨죠? 간 기능을 개선하고 노폐물을 배출해 몸의 활력을 높이는 역할을 하는 채소랍니다. 오렌지는 상큼한 맛을 더해주고 비타민이 풍부해서 피부 미용과 피로 회복에 도움이 됩니다. 오렌지 대신 귤이나 자몽을 넣어도 잘 어울려요.

재료 미나리 5줄기, 오렌지 1개, 물 350ml

1 껍질을 벗긴 오렌지와 미나리는 갈기 좋은 크기로 썹니다.
  미나리는 줄기와 잎 모두 사용합니다.
2 모든 재료를 블렌더에 넣고 곱게 갈아줍니다.
  기호에 따라 꿀을 첨가해도 좋아요.

몸에 붙이면 좋은 일상 속 채소 습관   189

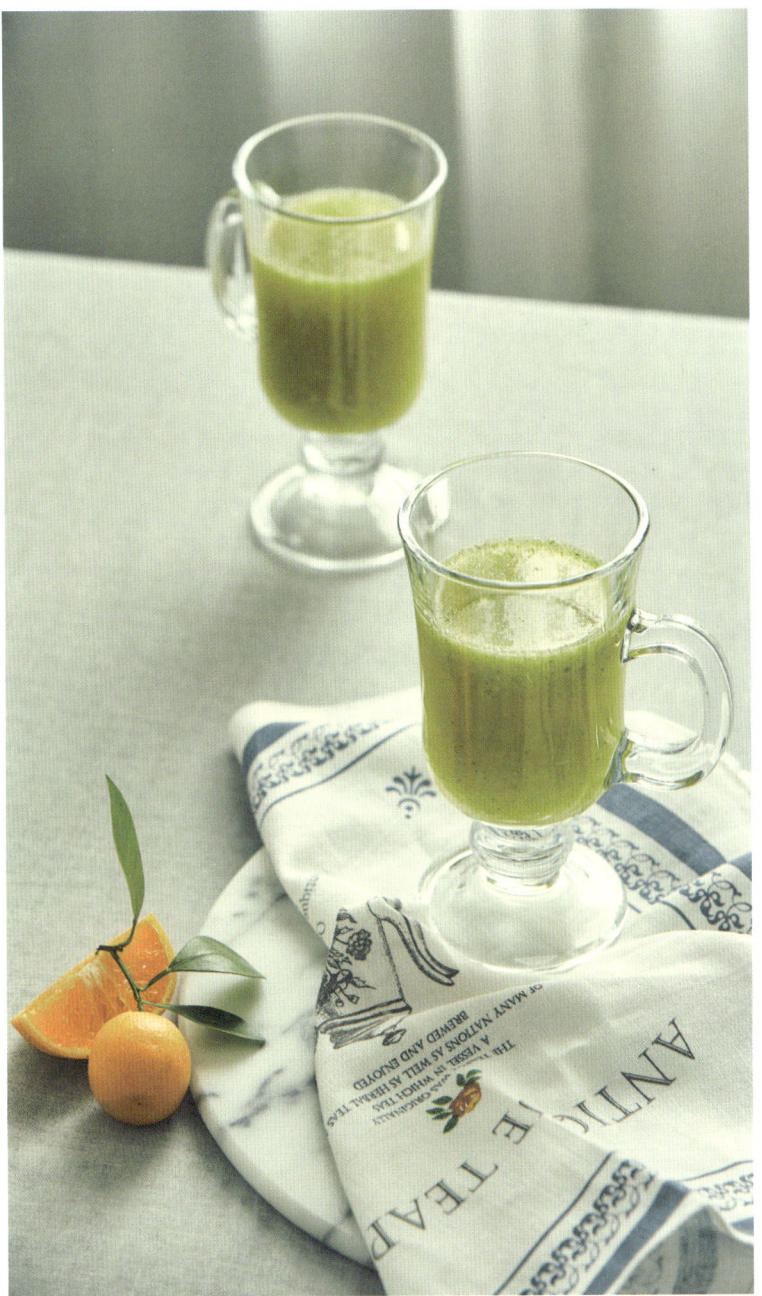

양념과 소스

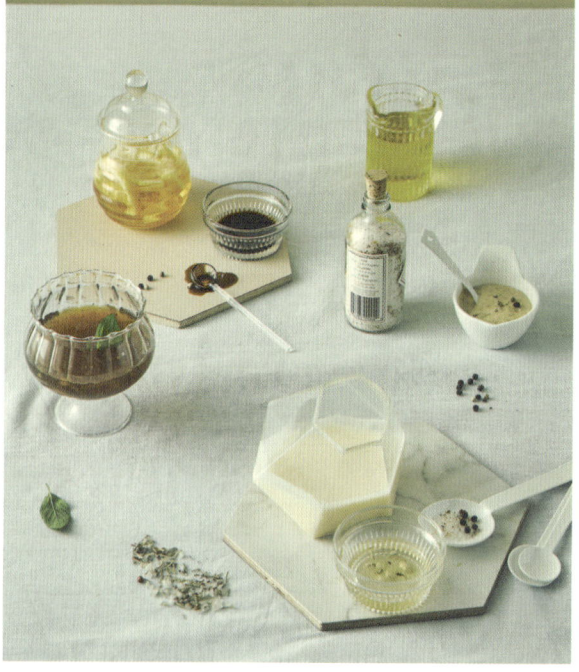

나트륨 덩어리를 삼키고 있진 않나요?

소스, 단무지, 피클, 김치 등의 사이드 메뉴가 과다한 염분 섭취의 주범인 경우가 많아요. 아무리 신선한 채소와 건강식을 챙겨 먹어도 염분을 줄이지 않으면 몸속에 있는 염분이 빠져나가기도 전에 새로운 염분이 쌓일 거예요. 그러면 몸이 무겁고 붓기가 빠지지 않은 것 같은 느낌을 받게 되는 거죠.

양념과 소스를 먹을 일이 생길 때 생 채소를 갈아서 기존 소스에 섞거나, 식초나 레몬즙으로 새콤함을 더하거나, 허브를 가미해 향을 높여보세요. 신맛과 향이 강해지면 소금기가 없어도 맛있게 먹을 수 있거든요. 또 소스를 음식에 붓지 말고 조금씩 찍어서 먹으면 섭취하는 양이 확연히 줄어들 거예요.

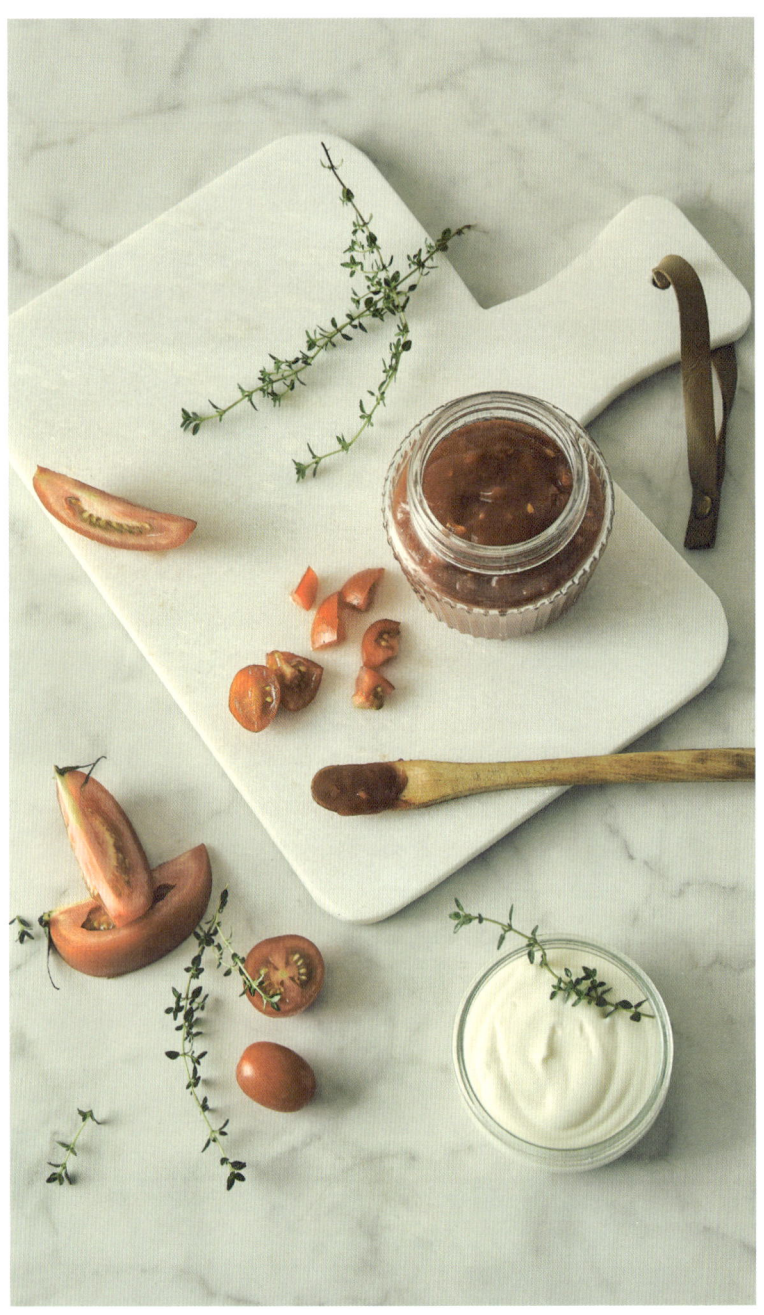

더 건강한데, 더 맛있기까지!

여러 가지 소스 중에서도 특히 냉장고 속에 거의 항상 있고, 다른 걸로 대체하기가 어려운 세 가지가 있어요. 바로 케첩, 마요네즈, 머스터드입니다. 평생 안 먹을 수는 없는 것들이죠. 그래서 기존 소스에 채소나 과일을 더해서 조금 더 건강하게 바꿀 수 있는 방법을 알려드리려고 합니다. 아주 간단하지만 영양이 풍부해지고 맛도 이전과 비할 수 없을 정도로 고급스러워진답니다.

• 케첩+토마토
달걀 프라이를 하거나 햄을 구우면 냉장고에서 꼭 꺼내게 되는 케첩! 갈거나 다진 토마토를 케첩에 1대 1 비율로 섞어보세요. 토마토의 신맛이 거슬린다면 팬에서 가볍게 볶아준 뒤에 섞으면 됩니다. 풍미가 깊고 고급스러운 소스로 변신하게 될 거예요.

• 마요네즈+요거트
셀러리 같은 생 채소나 샐러드를 먹을 때 마요네즈를 찾게 되죠. 기름과 염분이 많은 마요네즈를 그대로 먹지 말고, 플레인 요거트를 1대 1 비율로 섞어보세요. 새콤한 요거트가 더해지면서 맛이 깔끔해지고, 칼로리는 낮아져서 부담 없이 먹을 수 있어요. 무가당 요거트가 좋지만 단맛이 있거나 과일 맛이 첨가된 요거트도 괜찮습니다.

이 소스는 다양하게 활용할 수 있어요. 샌드위치 빵에 발라도 좋고요.

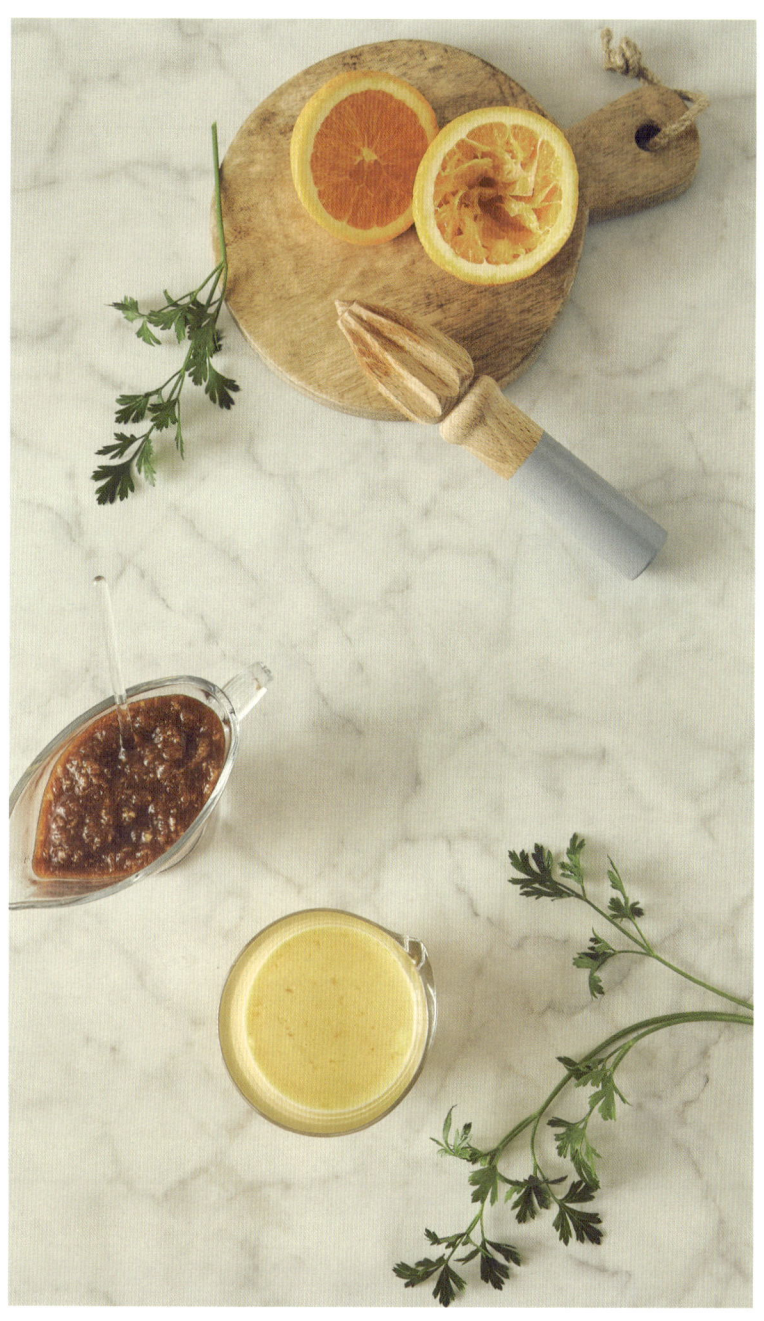

찐 감자나 삶은 달걀을 으깬 뒤에 이 소스와 버무려 샐러드로 먹어도 정말 맛있답니다.

• 머스터드+오렌지

요즘은 치킨 집이나 스테이크 집에서도 머스터드를 함께 주더라고요. 샌드위치 빵에 바르는 소스로도 자주 사용되고요. 머스터드 소스와 궁합이 좋은 과일은 오렌지예요. 오렌지를 갈거나 다져서 1대 1 비율로 섞어보세요. 오렌지 대신 귤을 사용해도 좋아요. 이 소스는 샐러드 드레싱으로 활용하거나 오므라이스 위에 뿌려 먹으면 잘 어울려요.

• 돈가스 소스+무

돈가스 소스는 짠맛, 단맛, 신맛이 다채롭게 강해서 입맛을 자극하지요. 여기에 간 무를 1대 1 비율로 섞어보세요. 맛은 유지되면서 한결 부드러워진 소스로 재탄생합니다. 무가 들어가서 소화에도 도움이 되고요. 이 소스는 볶음밥에 함께 넣고 볶으면 정말 맛있어요.

군것질

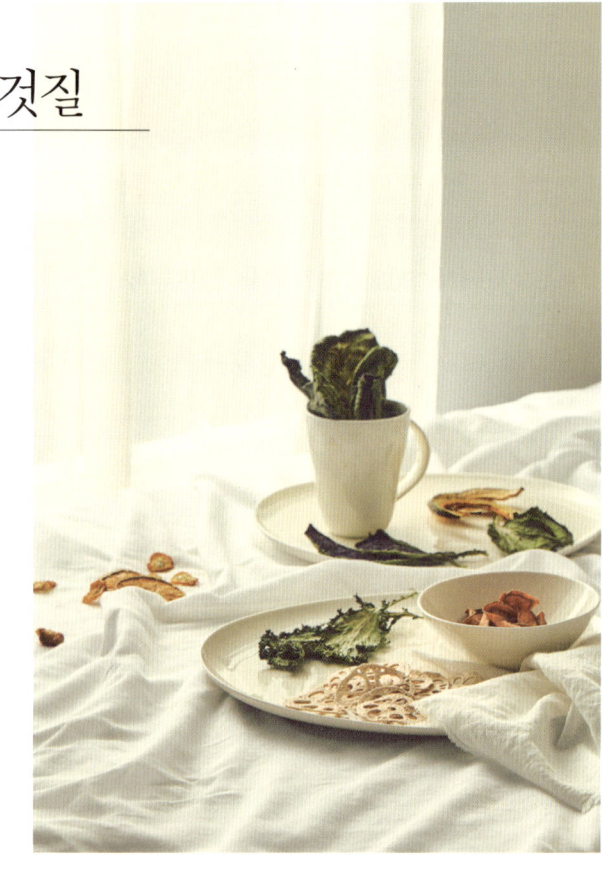

세상엔 이로운 군것질도 있어요

저는 예전에 '밥 배 따로 디저트 배 따로'라는 말을 그대로 실천하는 사람이었어요. 밥을 먹고 나면 꼭 후식으로 아이스크림, 케이크, 초콜릿, 과자 같은 걸 찾았죠. 다들 달콤한 군것질 좋아하시죠? 일하다 피곤하고 힘들 때, 한 달에 한 번 마법이 찾아올 때 단 게 유난히 당기잖아요. 음식을 짜게 먹고 나면 입에 남은 짠맛을 중화하기 위해 후식을 찾기도 하고요.

다이어트를 하거나 건강을 챙기고 싶을 때 가장 중요한 건 '얼마나 안 먹느냐'가 아니라 '얼마나 건강한 것들로 채우느냐'인 것 같아요. 군것질하는 자신을 책망하거나 무작정 허기를 참지 말고, 건강하고 맛있는 군것질에 대해 고민해보면 좋겠습니다. 먹을수록 이로운 군것질도 분명 있으니까요.

> "
> 무심코 뭔가를 집어 먹고 싶을 때,
> 그때가 바로 '채소 찬스'입니다.
> "

좋은 군것질 습관 몇 가지를 소개할게요

• 디저트를 끊기 어렵다면, 스트레스 받지 말고 차라리 디저트를 식전에 먹어보세요. 과식을 피하는 데 도움이 될 거예요.

• 식후 음료는 셰이크같이 칼로리 높은 것이 아니라 허브 티나 아메리카노로 즐기는 것을 추천합니다.

• 바빠서 끼니를 챙기지 못하거나 허기가 질 때는 편의점을 이용하게 되는데요. 이때 컵라면이나 삼각김밥, 과자, 초콜릿만 사지 말고, 건강한 간식을 사보세요. 요즘은 편의점 메뉴가 다양해져서 바나나, 삶은 달걀, 과일 등 건강한 군것질거리가 많아요. 그런 게 있다는 걸 알아두는 것만으로도 변화는 시작된 거랍니다.

• 가장 문제가 되는 건 배가 고파서가 아니라 입이 심심해서 먹는 군것질이지요. 버스나 지하철을 기다릴 때, 집에서 TV 볼 때, 회사에서 책상 앞에 오래 앉아 있을 때…. 이때 초콜릿이나 과자를 손대면 나도 모르게 정말 많은 양을 먹게 돼요. 배가 부르면 젓가락질을 멈추는 식사와 달리 '끝'도 없이 계속 먹기 때문이죠. 이때 손으로 쉽게 집어 먹을 수 있는 건강한 군것질 레시피를 몇 가지 알려드릴게요. 영화관에 갈 때 챙기거나 일할 때 책상 옆에 두면 정말 많은 채소를 섭취할 수 있답니다.

Recipe

단백질로 무장한
삶은 검은콩

흰콩, 서리태콩, 완두콩, 렌틸콩 등 콩의 종류는 정말 많은데요. 그중에서 가장 쉽게 접할 수 있는 검은콩을 맛있는 간식으로 활용하는 법을 알려드릴게요. 검은콩은 밥에 들어가 있거나 반찬인 상태로 많이 드셨을 텐데요. 삶아서 작은 통에 담아두고 언제든 꺼내서 스낵처럼 먹으면 완전히 다른 느낌이 난답니다. 검은콩은 안토시아닌 색소를 많이 함유하고 있어서 모발과 눈 건강에 좋고, 노폐물 배출을 돕는 역할도 해요.

tip 우유에 넣어 시리얼처럼 먹어도 좋아요. 우유와 함께 갈아서 셰이크처럼 마시거나 콩국수 국물로 사용해도 되고요. 또 마른 팬에 볶아서 고소하게 드시는 것도 추천합니다. 입맛에 맞는 방법으로 맛있게 즐겨보세요.

1   검은콩을 2~3차례 씻어낸 후 찬물에 담가 3~4시간 불립니다.
2   끓는 물에 넣고 10분간 삶은 후 채반에 받쳐 열기를 식히세요. 콩 삶은 물은 버리지 말고 한 잔 마셔보세요. 해독 작용을 하고, 부종 완화에도 좋아요.
3   밀폐 용기에 담아 냉장보관하면서, 입이 심심할 때 과자처럼 즐겨보세요.

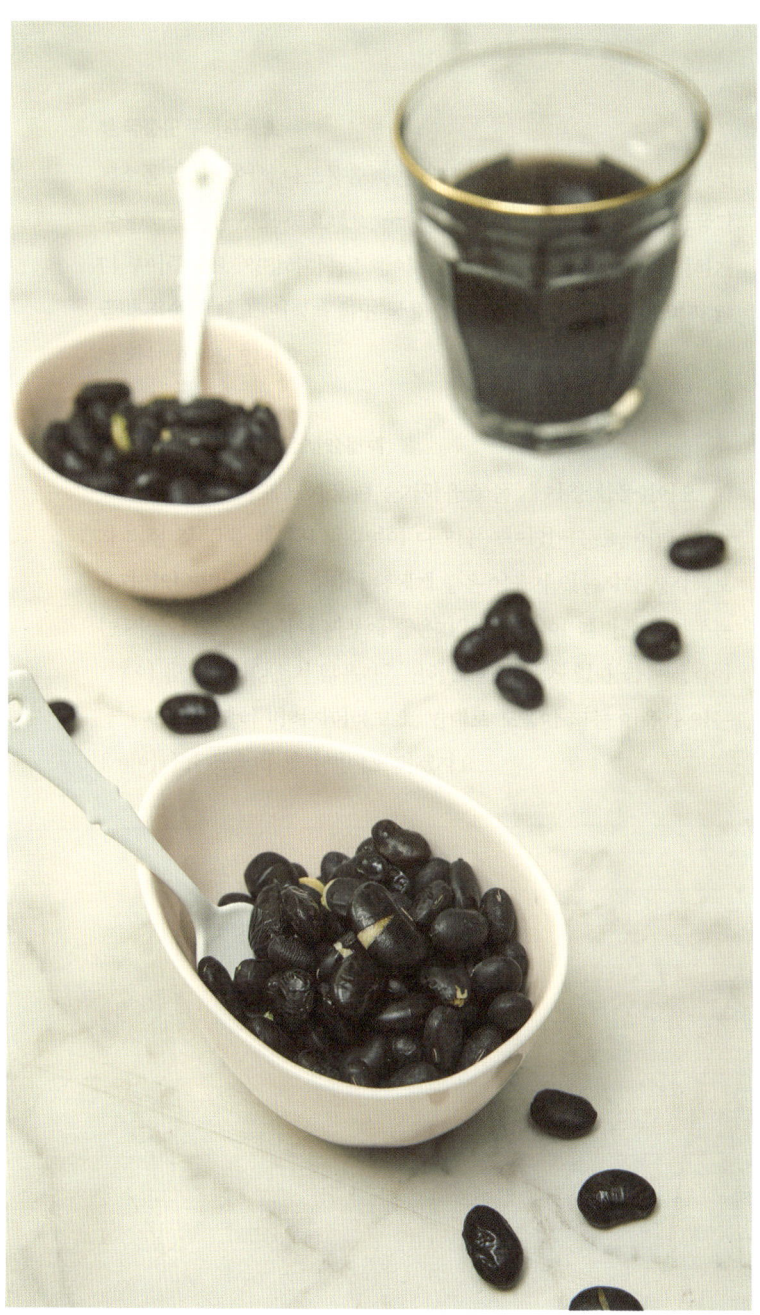

Recipe

바사삭 바사삭
말린 채소

마트에서 파는 연근 칩, 고구마말랭이, 감말랭이 등을 집에서도 쉽게 만들 수 있어요. 채소를 말리면 수분이 날아가면서 식감이 쫄깃하거나 바삭해지고, 식이섬유, 칼슘 등의 영양분은 그 안에 그대로 농축되어 있답니다. 떫거나 쌉쌀한 맛도 날아가고 장기간 보관이 편하다는 장점도 있죠. 하지만 집에서 햇볕에 자연 건조를 시키는 건 시간이 오래 걸리고, 습기 때문에 곰팡이가 필 수도 있어요. 그래서 건조기, 오븐, 전자레인지 등을 쓰곤 하지만 가장 간편하게 채소를 말리는 방법은 프라이팬을 활용하는 거랍니다. 표고버섯을 예로 들어 어떻게 팬으로 채소를 말리는지 설명해드릴게요.

1   표고버섯을 0.5cm 두께로 슬라이스한 뒤 물기가 없는 상태로 팬 위에 펼칩니다.
2   중불로 가열 후 따뜻하게 열기가 올라오면 중약불로 줄입니다.
3   버섯이 점점 작아지면서 아랫부분의 색이 진해지기 시작하면 뒤집어서 좀 더 말려줍니다. 팬 뚜껑은 덮지 마세요.
    채소 안에 있던 수분이 날아가지 못해 팬에 물이 생길 수 있습니다.
4   마지막에 센불로 볶아 남은 수분을 완전히 날려주세요.
5   같은 방법으로 버섯, 잎채소, 뿌리채소를 건조할 수 있습니다. 건조 후 용기에 담아 냉장 또는 냉동보관하고 간식으로 즐겨보세요.

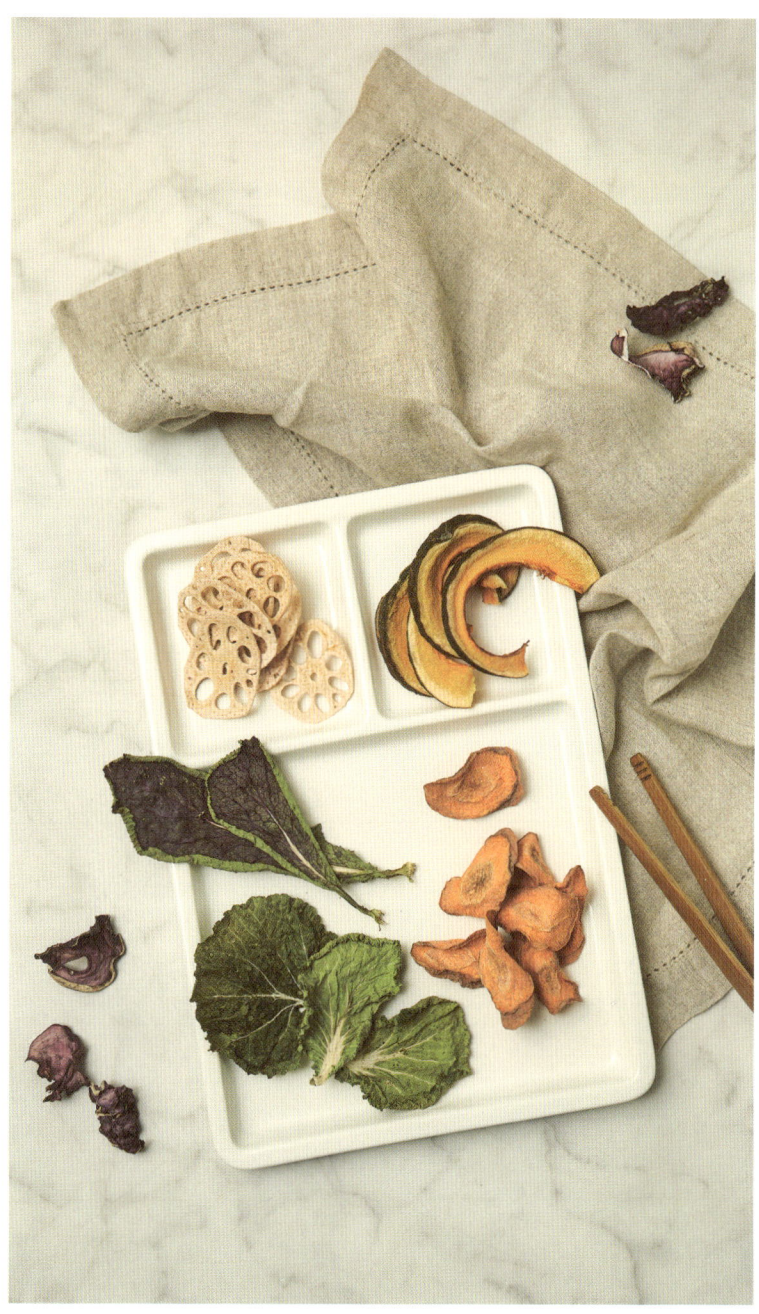

Recipe

몸이 따뜻해지는 채소 차

바로 앞에서 소개한 말린 채소는 뜨거운 물에 우려 차로 즐길 수도 있어요. 몸을 따뜻하게 해서 신진대사를 활발하게 해주는 건강 간식이죠. 은은한 향 덕분에 기분도 좋아지고요. 말린 채소를 컵에 담은 뒤 따뜻한 물을 붓기만 하면 끝입니다. 손님이 왔을 때 내놓으면 대접하는 느낌을 낼 수도 있어요.

차는 마셔보고 싶지만 집에서 채소를 말리는 것이 쉽지 않은 분들을 위해 가장 간단한 방법을 알려드릴게요. 바로 마트나 시장에서 파는 무말랭이, 호박고지, 건표고 등을 사서 뜨거운 물에 우려 마시는 거예요! 반찬거리라는 편견을 버리고 차로 섭취해보세요. '이렇게 훌륭한 차가 있었나?' 하고 깜짝 놀랄지도 몰라요.

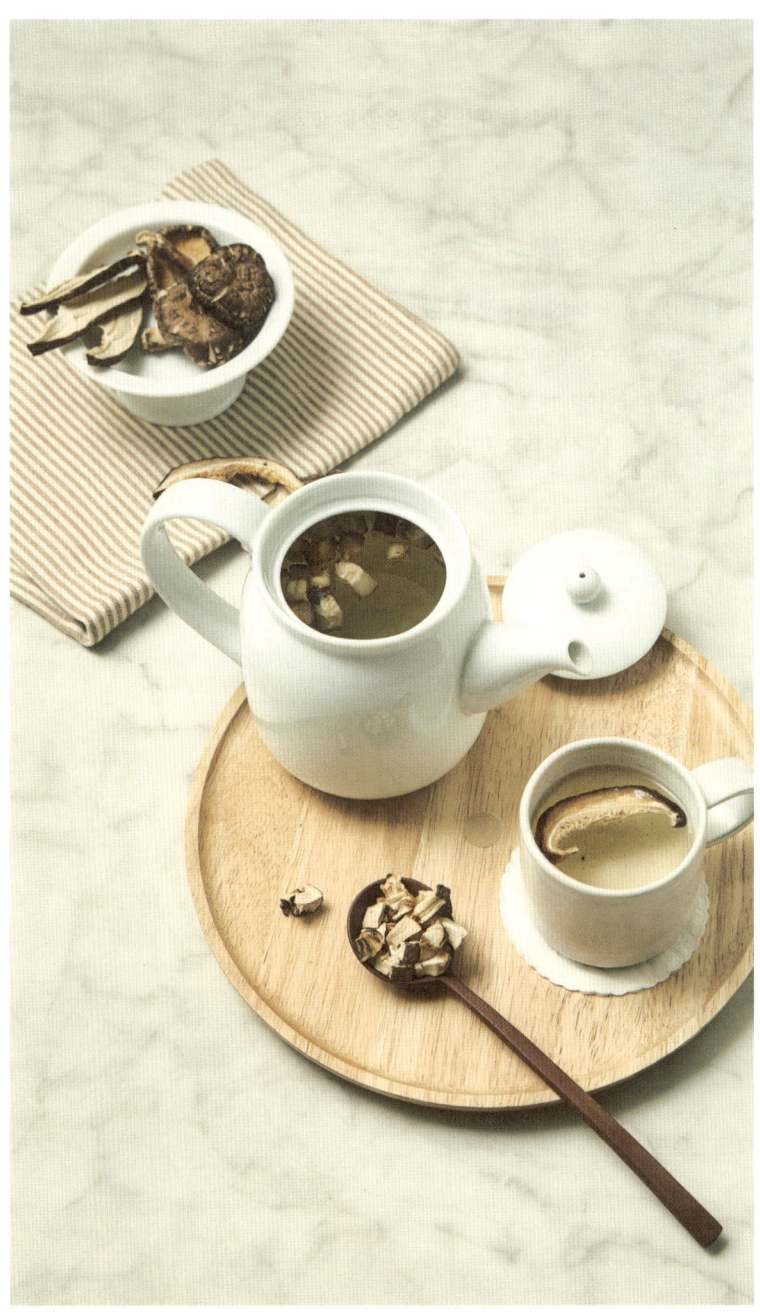

채소 습관은
실천하기 어려운 커다란 목표 대신
일상적으로 쉽게 할 수 있는 작은 방법들을
몸에 익히는 거예요.

익숙한 생활 방식을 굳이 바꾸려 하지 말고
내 삶의 사이클에 채소를 조금씩만 더 넣어보세요.

오늘은 왠지 치킨이 당기나요?
스트레스 받지 말고 드세요.
대신 치킨 무는 잠시 치워두고
양배추나 샐러드 채소를 곁들여 먹으면 어떨까요?

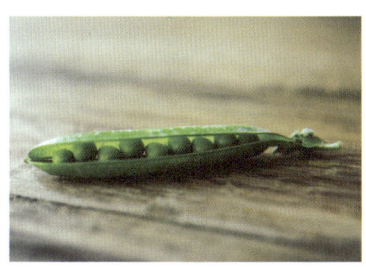

얼큰한 라면이 생각날 때도
자책하지 말고 드세요.
대신 냉장고 속 채소를 같이 넣어서 끓이는 거예요.
스프를 조금 덜 넣으면 더 좋고요.

겨우 그 정도로 도움이 되겠나 싶겠지만,
결국 그렇게 작은 순간들이 모여
우리의 하루, 1년을 이루는 것 아닐까요?

그리고 1년 뒤
우리의 몸과 마음은
꽤 많이 달라져 있지 않을까요?

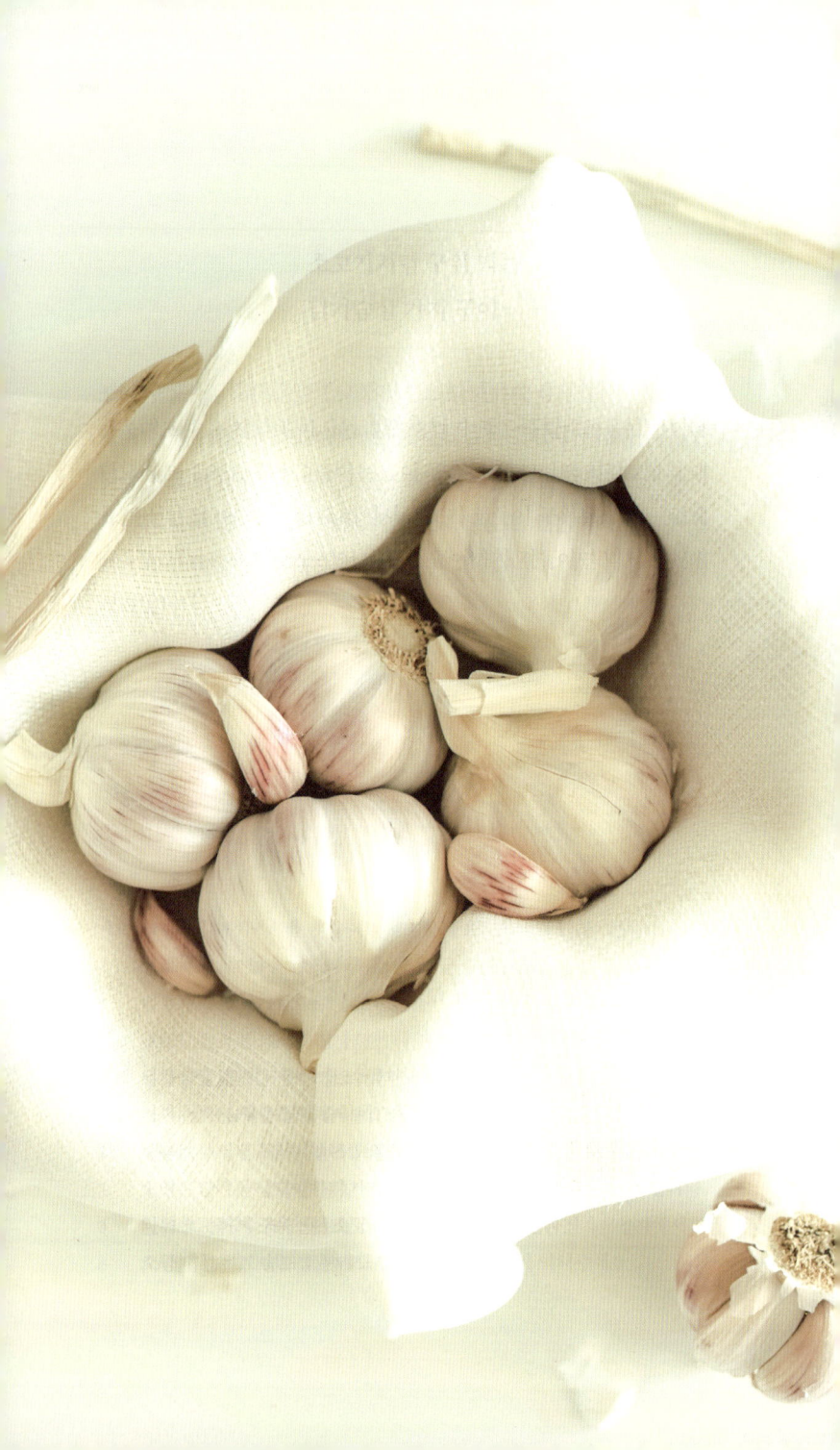

EXTRA NOTE

부록

채소 보관법: 냉동과 프렙

냉동보관하는 법

채소는 사자마자 모두 소비해버리는 것이 가장 좋지만, 양이 너무 많거나 여러 가지를 사게 되면 어쩔 수 없이 보관이 필요하게 되죠. 그럴 때는 냉동하는 것이 기본입니다. 냉동보관 요령을 잘 알아두면 그때그때 밑작업을 할 필요도 없이 바로 꺼내서 요리에 쓸 수 있어요.

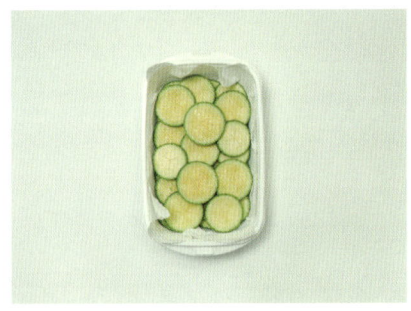

가지, 연근, 마 등의 통 채소

통으로 냉동하지 말고, 요리하기 편하게 썰어서 보관하는 것이 좋아요. 해동하면 수분이 생겨서 썰기 힘들거든요. 어떤 요리에 넣을지 미리 생각해서 알맞은 모양으로 썰어주세요. 된장찌개에 넣을 애호박은 네모나게 하고, 구워 먹을 애호박은 슬라이스하는 식으로요. 그리고 봉지에 뭉쳐서 보관하는 것보다 밀폐 용기에 키친타월을 깔고 그 위에 잘 펼쳐서 냉동하면 좋습니다. 지그재그 모양으로 쌓으면 나중에 사용할 때 쉽게 분리가 되고, 남은 걸 다시 보관할 수도 있어요.

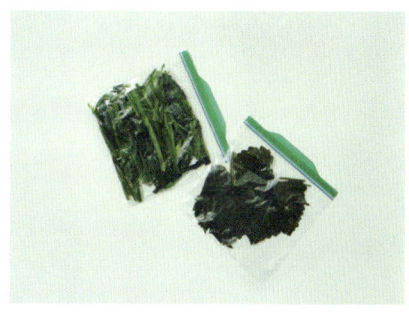

잎채소

시금치, 근대, 아욱 같은 잎채소는 그대로 냉동하면 잎이 얼면서 다 부서져요. 한 번 데쳐서 수분을 제거한 후 위생봉투나 지퍼백에 요리에 쓸 분량만큼 소분해서 냉동하면 좋습니다. 납작하게 잘 펼쳐주면 나중에 해동이 빨라서 편해요.

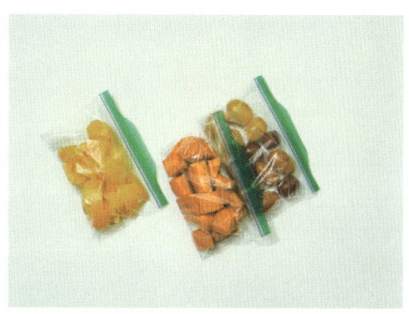

주스용 과일과 채소

주스용 과일과 채소는 껍질을 벗기고 큼직하게 썰어서 냉동합니다. 이렇게 보관하면 얼음을 따로 넣지 않아도 시원한 주스를 바로 만들 수 있어요.

프렙하는 법

'프렙'이란 바로 요리할 수 있는 상태로 재료 밑작업을 하는 거예요. 재료를 프렙해서 보관하면 요리 시간을 굉장히 줄일 수 있지요. 요즘은 마트에 가도 '카레 재료', '매운탕 재료'처럼 채소와 재료를 손질한 키트가 많잖아요. 우리도 그런 식으로 집 냉장고에 보관해보는 거죠.

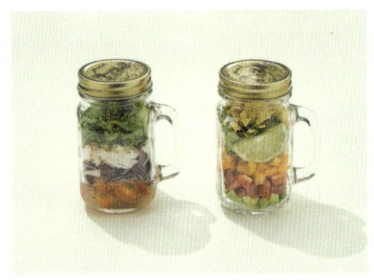

바로 먹을 수 있는 병 샐러드

샐러드는 바로 먹을 수 있게 모든 재료를 썰어서 유리병이나 밀폐 용기에 담아두세요. 퇴근 후 간단하게 식사할 때 편리하고, 외출할 때 휴대할 수 있어서 좋아요. 접시에 부어서 먹어도 되고, 병째 들고 위에서부터 먹어도 좋아요. 드레싱까지 뿌려두고 싶다면 재료를 담기 전에 병의 맨 아래쪽에 부어주세요.

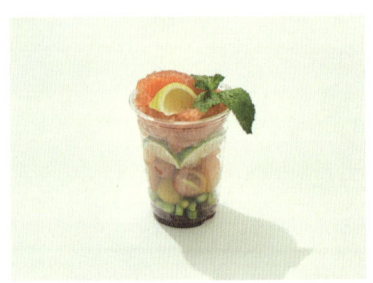

주스용 과일과 채소도 한 컵씩

카페에 가면 진열대에 한 컵 분량의 과일이 예쁘게 담겨 있는 모습을 볼 수 있죠? 우리 집 냉장고에도 주스용 과일과 채소를 그런 식으로 한 컵씩 담아놓는 거에요. 마시고 싶을 때 블렌더에 붓기만 하면 끝! 정말 간편한 채소 습관입니다.

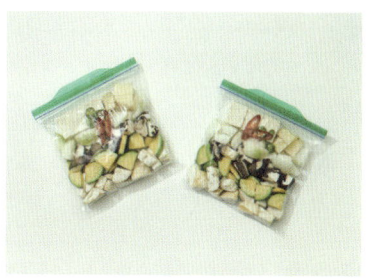

요리 재료를 한곳에

예를 들어, 된장찌개 재료인 애호박, 두부, 감자, 양파를 알맞게 썰어 하나의 지퍼백에 담아놓는 거에요. 밀폐 용기도 좋아요. 이름을 붙여서 냉장고에 넣어두었다가 나중에 우르르 쏟아서 요리하는 거죠. 같은 방법으로 볶음밥이나 죽 재료도 다져서 보관해두세요.

세척, 손질, 보관법 찾아보기

책에 나오는 과일과 채소의 손질, 보관법을 모두 모았어요.
순서는 가나다 순입니다.

• **가지**
세척: 옅은 소금물에 담가 뽀독뽀독 표면을 문지른 후 흐르는 물로 깨끗하게 헹궈요.
손질: 꼭지 부분을 자를 때는 잎을 바짝 올린 후 몸통을 최대한 살려서 잘라주세요.
가지는 보라색 껍질을 벗기지 않고 그대로 조리하는 채소입니다.
보관: 랩을 씌워 냉장보관합니다.

• **감자**
세척: 1차로 물이 담긴 볼에서 흙을 씻어내고, 흐르는 물로 다시 한 번 닦아냅니다.
손질: 껍질은 필러로 제거하고, 싹이 났거나 파랗게 색이 변한 부분은 칼로 도려내세요.
보관: 껍질이 있는 상태에서는 바구니나 박스에 담아 서늘한 곳에 두고, 껍질을 벗긴 상태라면 하나씩 랩으로 싸서 냉장보관합니다.

• **겨자 잎**
세척: 소량의 베이킹소다를 푼 물에 담가 흔들어가며 세척합니다.
흐르는 물에 다시 한 장 한 장 헹구세요.
손질: 색이 변한 줄기 끝부분만 바짝 잘라냅니다.
보관: 키친타월로 감싼 뒤 위생봉투에 담아 냉장 채소 칸에 보관하세요.

• **고구마**
세척: 흐르는 물에 1차 세척. 쌀뜨물에 담가 뽀독뽀독해질 때까지 씻은 뒤 흐르는 물로 마무리해주면 가장 좋습니다.

손질: 잔뿌리를 뜯어내고 껍질째 조리하면 좋아요.

보관: 신문지로 싸서 보관하세요. 흙이 묻은 상태라면 그늘진 곳에, 세척한 뒤라면 냉장보관합니다.

• **고추**

세척: 가장 먼저 손으로 꼭지를 따서 제거합니다. 소량의 베이킹소다(또는 식초)를 푼 물에 담궈 뽀독뽀독해질 때까지 씻고 다시 한 번 흐르는 물로 헹구세요.

손질: 통째로 먹거나 가위나 칼을 사용해 먹기 좋은 크기로 썰어주세요.

보관: 신문지나 키친타월로 감싸서 위생봉투에 넣거나 랩으로 감싸서 냉장보관합니다. 오래 두고 먹고 싶다면 썰어서 밀폐 용기에 담은 뒤 냉동보관하세요.

• **귤**

세척: 굵은 소금을 껍질에 문지른 후 흐르는 물에 뽀독뽀독해질 때까지 닦아줍니다.

손질: 레시피에 맞게 껍질째 또는 껍질을 벗겨 조리합니다.

보관: 하나씩 랩을 씌워 냉장보관하면 가장 좋아요.

• **깻잎**

세척: 소량의 베이킹소다를 푼 물에 담가 흔들어가며 세척합니다.
흐르는 물로 다시 한 장 한 장 깨끗하게 헹구세요.

손질: 색이 변한 줄기 끝부분만 바짝 잘라냅니다.

보관: 키친타월로 감싼 뒤 위생봉투에 담아 냉장 채소 칸에 보관하세요.

• **단호박**

세척: 엷은 소금물에 담가 뽀독뽀독해질 때까지 표면을 문지른 후 흐르는 물로 깨끗하게 헹궈요.

손질: 껍질을 벗기지 않고 그대로 사용해도 됩니다.

보관: 반으로 자른 단호박은 속에 있는 씨를 모두 걷어내고, 랩으로 싸서 냉장보관합니다. 랩에 쌀 때 키친타월을 같이 넣으면 더욱 신선하게 보관할 수 있어요.

• **당근**

세척: 흐르는 물에 1차 세척. 쌀뜨물에 담가 뽀독뽀독해질 때까지 씻은 뒤 흐르는 물로 마무리하세요.

손질: 잔뿌리를 뜯어내고 껍질째 요리에 활용하세요.

보관: 신문지로 싸서 보관하세요. 흙이 묻은 상태라면 그늘진 곳에, 세척한 뒤라면 냉장보관합니다.

• **레몬**

세척: 굵은 소금을 껍질에 문지른 후 흐르는 물에 뽀독뽀독해질 때까지 닦아줍니다.

손질: 레시피에 맞게 껍질째 또는 껍질을 벗겨 조리합니다.

보관: 하나씩 랩으로 싸서 냉장보관하세요.

• **마**

세척: 흐르는 물에 부드러운 수세미로 겉면을 닦습니다.

손질: 도마에 얹고 마를 돌려가면서 필러로 껍질을 제거합니다.

끈적한 뮤신 성분이 나오니 피부가 예민한 분은 위생장갑을 착용하세요.

보관: 랩을 씌워 냉장보관합니다.

• **마늘종**

세척: 소량의 베이킹소다를 푼 물에 담가 흔들어가며 세척합니다.

흐르는 물로 다시 한 장 한 장 깨끗하게 헹구세요.

손질: 먹기 좋은 크기로 썰어 끓는 물에 데치거나 볶아서 사용합니다.

보관: 랩을 씌워 냉장보관 또는 데쳐서 냉동보관하세요.

• **무**

세척: 굵은 소금을 껍질에 문지른 후 흐르는 물에 뽀독뽀독해질 때까지 닦아줍니다.

손질: 껍질째 또는 껍질을 벗겨 요리 용도에 맞게 활용합니다.

보관: 랩을 씌워 냉장보관합니다.

· 미나리

세척 : 옅은 식초물에 담가 흔들어가며 씻고 흐르는 물에 깨끗하게 마무리합니다.
손질 : 요리 용도에 맞게 썰어요.
보관 : 줄기 부분, 잎 부분 따로 썰고 키친타월로 각각 감싸 위생봉투에 넣어 냉장보관합니다.

· 배

세척 : 소량의 베이킹소다를 푼 물에 뽀독뽀독하게 세척합니다.
손질 : 가운데 씨와 노란 심지 부분을 제거한 후 요리에 활용하세요.
보관 : 랩을 씌워 냉장보관합니다.

· 버섯

세척 : 흐르는 물에 살짝 헹군 후 키친타월로 수분을 제거합니다. 키친타월로 가볍게 닦아주기만 해도 돼요.
손질 : 끝에 흙이 묻은 부분만 잘라내고 모두 요리에 활용합니다.
보관 : 버섯은 물을 많이 흡수하기 때문에 최대한 물에 닿지 않게 하여 신문지로 감싸 냉장보관합니다.

· 부추

세척 : 옅은 식초물에 담가 흔들어가며 씻고 흐르는 물에 깨끗하게 마무리합니다.
손질 : 뿌리 쪽 지저분한 것이 있다면 살짝 다듬어줍니다.
보관 : 신문지나 키친타월로 감싸 냉장보관하세요.

· 브로콜리

세척 : 소량의 베이킹소다를 푼 물에 담근 후 사이사이 틈을 벌려 흔들어 씻고, 흐르는 물에 헹궈 마무리합니다.
손질 : 줄기 부분과 송이 부분을 분리해 자른 후 용도에 맞게 썰어요. 송이 부분은 위에서부터 칼을 넣으면 부스러기가 많이 생기니까 아래쪽에서 칼을 넣어 자르세요.

보관: 송이 부분은 키친타월로 감싸고, 줄기 부분은 랩을 씌워 냉장보관합니다.

• 비트
세척: 약간의 소금을 푼 물에 담가 문지르며 겉면을 닦은 뒤 흐르는 물에 헹궈요.
손질: 비트는 색이 진해서 물들기 쉽기 때문에 껍질 먼저 벗기지 않고,
사용할 만큼만 절단한 후에 껍질을 제거하는 것이 좋아요.
보관: 랩으로 감싼 뒤 위생봉투에 넣어 냉장보관합니다.
랩으로 감싸지 않으면 금방 수분이 빠져서 물러버려요.

• 사과
세척: 소량의 베이킹소다를 푼 물에 뽀독뽀독해질 때까지 세척합니다.
손질: 가운데 씨와 심지 부분을 제거한 후 요리에 활용하세요.
보관: 랩을 씌워 과일 칸에 냉장보관합니다.

• 상추
세척: 소량의 베이킹소다를 푼 물에 담가 흔들어가며 세척합니다.
흐르는 물에 다시 한 장 한 장 깨끗하게 헹구세요.
손질: 색이 변한 줄기 끝부분만 바짝 잘라냅니다.
보관: 키친타월로 감싼 뒤 위생봉투에 담아 냉장 채소 칸에 보관하세요.

• 생강
세척: 흐르는 물에 부드러운 수세미로 겉면을 닦습니다.
손질: 구긴 알루미늄 포일이나 수세미로 껍질을 구석구석 꼼꼼하게 긁어 벗깁니다.
보관: 용도에 따라 다져서 냉동보관하거나 통째 신문지로 싸서 냉장보관하세요.

• 셀러리
세척: 옅은 식초물에 담가 흔들어가며 씻고 흐르는 물에 깨끗하게 마무리합니다.
손질: 잎 부분과 줄기대 부분을 따로 자르고 줄기대 부분의 질긴 섬유질은 칼로 뜯

어냅니다.

보관: 잎 부분은 키친타월로 감싸 위생봉투에 담고 줄기 부분은 랩을 씌워 냉장보관하세요.

• **쑥갓**

세척: 옅은 식초물에 담가 흔들어가며 씻고 흐르는 물에 깨끗하게 마무리합니다.

손질: 상한 잎이나 줄기가 있으면 살짝 떼어냅니다.

보관: 신문지나 키친타월로 감싸 냉장보관하세요.

• **시금치**

세척: 베이킹소다를 푼 물에 담가 흔들어가며 씻습니다.

손질: 아래 뿌리 부분을 자르고, 절단면에 십자로 칼집을 내어 뭉쳐 있는 잎들을 분리합니다. 칼집을 낸 틈새는 다시 한 번 흐르는 물로 세척하세요.

보관: 물기가 없는 상태에서 신문지나 키친타월로 감싸 냉장보관하거나, 데쳐서 물기를 짠 후 봉투나 용기에 담아 냉동보관합니다.

• **아스파라거스**

세척: 옅은 식초물에 담가 흔들어가며 씻고 흐르는 물에 깨끗하게 마무리합니다.

손질: 억세고 질긴 끝부분은 잘라내고, 전체적으로 질긴 섬유질은 칼로 뜯어냅니다.

보관: 랩을 씌워 냉장보관하거나 먹기 좋은 크기로 잘라 데친 후 냉동보관합니다.

• **애호박**

세척: 꼭지를 제거하고, 베이킹소다를 푼 물에 담가 겉면을 세척한 뒤 흐르는 물로 마무리합니다.

손질: 원하는 모양으로 잘라 요리하세요. 초록색 껍질은 벗기지 않고 그대로 활용합니다.

보관: 랩을 씌워 냉장보관하거나 밀폐 용기에 담아 냉동보관합니다.

- **양배추(적양배추)**

세척: 절반을 갈라 잎을 한 장씩 분리한 후 베이킹소다를 푼 물에 담가 구석구석 씻어줍니다. 흐르는 물에 다시 한 번 헹궈 마무리하세요.
손질: 칼을 쓰지 않고 손으로 잎을 찢으면 영양소 파괴를 줄일 수 있어요.
보관: 잎을 한 장씩 분리하지 않은 상태라면 랩으로 싸고,
잎을 분리했다면 키친타월로 싸서 냉장보관합니다.

- **양상추**

세척: 절반을 갈라 잎을 한 장씩 분리한 후 베이킹소다를 푼 물에 담가 구석구석 씻어줍니다. 흐르는 물에 다시 한 번 헹궈 마무리하세요.
손질: 칼을 쓰지 않고 손으로 잎을 찢으면 영양소 파괴를 줄일 수 있어요.
보관: 잎을 한 장씩 분리하지 않은 상태라면 랩으로 감싸고, 잎을 분리했다면 키친타월로 싸서 냉장보관합니다.

- **양파**

세척: 위아래 끝부분은 칼로 바짝 잘라내고, 껍질을 벗깁니다.
물이 담긴 볼에서 굴려가며 씻어준 후 흐르는 물로 다시 한 번 닦습니다.
손질: 동그란 양파를 반으로 먼저 썬 뒤에 원하는 모양에 맞게 잘라주세요.
보관: 껍질이 있는 상태라면 박스에 넣거나 신문지에 싸서 서늘한 곳에 보관하고, 껍질을 벗긴 상태라면 하나씩 랩으로 싸서 냉장보관합니다.

- **연근**

세척: 흐르는 물에 부드러운 수세미로 겉면을 닦습니다.
손질: 껍질이 벗겨져 있는 연근이라면 옅은 식초물에 잠시 담가두거나 데치는 물에 식초를 한두 방울 넣어 깨끗하게 합니다.
보관: 랩을 씌워 냉장보관합니다.

- **오렌지**

세척: 굵은 소금을 껍질에 문지른 후 흐르는 물에 뽀독뽀독해질 때까지 닦습니다.
손질: 레시피에 맞게 껍질째 또는 껍질을 벗겨 활용합니다.
보관: 하나씩 랩을 씌워 냉장보관하면 가장 좋아요.

- **오이**

세척: 베이킹소다를 푼 물에 비벼가며 씻으세요. 겉면의 돌기가 까끌거릴 수 있으니 고무장갑을 끼세요.
손질: 겉면의 돌기를 칼등으로 부드럽게 긁어서 제거합니다.
보관: 랩을 씌워 냉장보관합니다.

- **우엉**

세척: 흐르는 물에 부드러운 수세미로 겉면을 닦습니다.
손질: 우엉은 껍질이 얇아서 칼로 긁기만 해도 잘 벗겨져요.
껍질을 벗기면 금방 갈변 현상이 일어나는 특징이 있기 때문에 옅은 식초물에 담가 두거나 살짝 데친 후 요리에 활용하세요.
보관: 랩을 씌워 냉장보관합니다.

- **자몽**

세척: 굵은 소금을 껍질에 문지른 후 흐르는 물에 뽀독뽀독해질 때까지 닦습니다.
손질: 레시피에 맞게 껍질째 또는 껍질을 벗겨 활용합니다.
보관: 하나씩 랩으로 싸서 냉장보관하면 가장 좋아요.

- **치커리**

세척: 옅은 식초물에 담가 흔들어가며 씻고 흐르는 물에 깨끗하게 마무리합니다.
손질: 상한 잎이나 줄기가 있으면 살짝 떼어냅니다.
보관: 신문지나 키친타월로 감싸 냉장보관하세요.

• 케일
세척: 소량의 베이킹소다를 푼 물에 담가 흔들어가며 세척합니다.
흐르는 물에 다시 한 장 한 장 깨끗하게 헹구세요.
손질: 색이 변한 줄기 끝부분만 바짝 잘라냅니다.
보관: 키친타월로 감싼 뒤 위생봉투에 담아 냉장 채소 칸에 보관하세요.

• 키위
세척: 칼질할 때 털이 과육에 묻을 수 있으므로, 베이킹소다를 푼 물에 담가 겉면을 살살 비비면서 털을 제거합니다.
손질: 칼로 껍질을 벗긴 후 과육을 요리에 사용하세요.
보관: 하나씩 랩을 씌워 냉장보관합니다.

• 토마토(방울토마토)
세척: 꼭지를 제거한 후 베이킹소다를 푼 물에 흔들어 세척하고 흐르는 물로 마무리합니다.
손질: 꼭지 부분에 농약이 남아 있을 수 있으니 꼭지를 제거한 후 세척하는 것이 좋아요.
보관: 물기가 없는 상태에서 키친타월을 깐 용기에 담아 냉장보관하세요.

• 파프리카
세척: 꼭지를 제거한 후 소량의 베이킹소다를 푼 물에 담가 세척합니다.
손질: 반을 갈라 안에 있는 씨와 심지를 손으로 뜯고, 흐르는 물에 닦습니다.
보관: 랩을 씌워 보관하세요.

• 파인애플
세척: 겉껍질은 따로 씻지 않아도 괜찮아요.
손질: 껍질과 심지를 잘라낸 후 먹기 좋은 크기로 썰어주세요.
보관: 밀폐 용기에 담아 냉장보관합니다.

- **피망**

세척 : 꼭지를 제거한 후 소량의 베이킹소다를 푼 물에 담가 세척합니다.

손질 : 반을 갈라 안에 있는 씨와 심지를 손으로 뜯고, 흐르는 물에 닦습니다.

보관 : 랩을 씌워 냉장보관하세요.

Editor's letter

내 삶의 사이클에 약간의 채소를 더하는 일. 저도 해보기로 했습니다. 정말입니다. **민**

일상의 좋은 습관들을 '먼지처럼' 쌓아가는 게 좋습니다. 조금씩 천천히 쌓은 하루하루가 내 삶을 좀 더 좋은 방향으로 데려가주기를 바라는 마음. 『채식은 어렵지만, 채소 습관』도 그런 마음을 담은 책입니다. **희**

사진 촬영장에서 하나하나 요리를 먹어봤습니다. 세상에! 가장 의심스러웠던 피망 주스까지도 맛있지 뭐예요. 몸에 좋으면 입에는 쓰다는 말이 '채소 습관'에는 어울리지 않습니다. **애**

채식은 어렵지만, 채소 습관

1판 1쇄 발행일 2018년 8월 7일
1판 7쇄 발행일 2023년 9월 18일

지은이 홍성란
발행인 김학원
발행처 (주)휴머니스트출판그룹
출판등록 제313-2007-000007호(2007년 1월 5일)
주소 (03991) 서울시 마포구 동교로23길 76(연남동)
전화 02-335-4422   **팩스** 02-334-3427
저자·독자 서비스 humanist@humanistbooks.com
홈페이지 www.humanistbooks.com
시리즈 홈페이지 blog.naver.com/jabang2017
사진 조현이   **푸드스타일링** 파티뷰 스튜디오   **요리** 홍성란   **요리 도움** 노진희
디자인 디자인 이프   **용지** 화인페이퍼   **인쇄** 삼조인쇄   **제본** 해피문화사

자기만의 방은 (주)휴머니스트출판그룹의 지식실용 브랜드입니다.

ⓒ 홍성란, 2018
ISBN 979-11-6080-150-7 13590

• 이 책은 저작권법에 따라 보호를 받는 저작물이므로 무단 전재와 무단 복제를 금합니다.
• 이 책의 전부 또는 일부를 이용하려면 반드시 저자와 (주)휴머니스트출판그룹의 동의를 받아야 합니다.

이 도서의 국립중앙도서관 출판예정도서목록(CIP)은 서지정보유통지원시스템 홈페이지(http://seoji.nl.go.kr)와 국가자료공동목록시스템(http://www.nl.go.kr/kolisnet)에서 이용하실 수 있습니다. (CIP제어번호: CIP2018022114)